PELVIC POWER

Mind/Body Exercises for Strength, Flexibility,
Posture, and Balance for Men and Women

富兰克林盆底疗法

骨盆与盆底的解剖学认知及盆底康复训练

〔瑞士〕 埃里克·富兰克林◎著　庄仲华◎译

北京科学技术出版社

读者须知：

医学是随着科学技术的进步与临床经验的积累而不断发展的。本书中的所有建议均是作者结合多年实践经验审慎提出的，虽然如此，图书依然不可替代医疗咨询。如果你想获得详尽的医学建议，请向有资质的医生咨询。因本书相关内容造成的直接或间接不良影响，出版社和作者概不负责。

Original title: PELVIC POWER

Copyright © 2002 by Eric Franklin

Published by arrangement with Liepman AG Literary Agency, through The Grayhawk Agency Ltd.

Simplified Chinese edition copyright © 2021 by Beijing Science and Technology Publishing Co., Ltd.

All rights reserved.

著作权合同登记号　图字：01-2021-2344

图书在版编目（CIP）数据

富兰克林盆底疗法：骨盆与盆底的解剖学认知及盆底康复训练 /（瑞士）埃里克·富兰克林著；庄仲华译 . — 北京：北京科学技术出版社，2021.9（2025.4重印）

书名原文：PELVIC POWER

ISBN 978-7-5714-1298-2

Ⅰ.①富…　Ⅱ.①埃…②庄…　Ⅲ.①骨盆底 – 康复训练　Ⅳ.① R711.509

中国版本图书馆 CIP 数据核字（2021）第 004487 号

策划编辑：胡　诗
责任编辑：胡　诗
营销编辑：蔡　瑞　胡筱伊
责任校对：贾　荣
装帧设计：源画设计
图文制作：史维肖
责任印制：吕　越
出 版 人：曾庆宇
出版发行：北京科学技术出版社
社　　址：北京西直门南大街16号
ISBN 978-7-5714-1298-2

邮政编码：100035
电　　话：0086-10-66135495（总编室）
　　　　　0086-10-66113227（发行部）
网　　址：www.bkydw.cn
印　　刷：北京宝隆世纪印刷有限公司
开　　本：710 mm × 1000 mm　1/16
字　　数：77千字
印　　张：8
版　　次：2021年9月第1版
印　　次：2025年4月第7次印刷

定价：89.00元

目 录

引言：解开盆底之谜

　　瑞士苏黎世的某一天，我和学员们正在进行一堂盆底训练课，讨论如何通过起立、坐下这类日常动作来锻炼盆底肌。我提出一个问题："人从座位上站起来的时候，盆底肌是会舒张还是会收缩？"我看到每个学员的脸上都露出犹豫的神情，她们的答案也莫衷一是：有的说会舒张，有的说会收缩，有的说两种情况都会发生，还有的干脆一言不发。我不是第一次在课堂上提这个问题了，也不是第一次见到这些反应。对于这个问题的答案，不仅是参加盆底训练课的学员们，就连那些正在教授这门课的导师们，可能都是蒙的。如果你能对盆底进行良好的感受，就能清楚地了解此处各个肌肉的功能了，上述问题也就迎刃而解了。

　　盆底是一个非同寻常的身体部位。对许多人来说，它都是一个难以启齿的、隐秘的甚至饱含着被压抑的欲望的部位。有些人的盆底过于松弛，也有些人的盆底过于紧张，很少有人的盆底处于完美的平衡状态。盆底的结构和功能体现着生物力学法则，尽管众说纷纭，但盆底的结构看上去就是为了适应人类的直立行走而演化出来的。

　　就在几十年前，盆底还是一个深藏于医学专业书籍中的、很少被人重视的身体部位。近年来，人们对这个部位的关注度急剧上升。但无论如何，盆底的相关话题一直都属于女性话题的范畴，"真正的男子汉不吃草莓蛋糕"，也绝对不会锻炼盆底。然而在本书中，一位男士（也就是本书作者）勇敢地分享了他对这个部位的认识。虽然他没有经历过真正的妊娠，但是他用他的同理心和对盆底的亲身感受写出了这本书。

盆底的功能

　　盆底有两大生理意义：一是承托内脏器官，二是尿道、直肠、阴道（女性）从这里通过。健康的盆底应该是结实有力的，同时还能确保各个通道的畅通。然而，这些功能之间存在矛盾，要想解决矛盾，盆底组织需要具有足够的力量和弹性。此外，如果没有大脑的指导和调节，盆底是很难完美地完成相应任务的，因为我们的身体始终处于大脑的指挥之下，这就是我们为什么要在盆底训练时伴以大量想象的缘故，这些想象对于保持身体的平衡状态非常重要。

　　盆底还有其他一些生理功能。比如，盆底肌是主要呼吸肌的拮抗肌，参与呼吸运动的协调。事实上，几乎所有身体运动的引发都需要盆底肌的参与。另外，它还在维持身体平衡和保持正确的身体姿势方面发挥着关键性作用。许多背部、膝部和足部问题都可通过伴以意识指导的盆底训练得到解决。腰背疼痛是绝大多数人都出现过的问题，深刻了解和利用盆底的功能，可以极大程度地解决甚至完全解决这个问题。

　　盆底对于身体姿势的正确保持、内脏器官的良好承托、身体与重力的相互作用乃至身体对地面情况的感知都至关重要。

　　根据古印度的脉轮学说，盆底

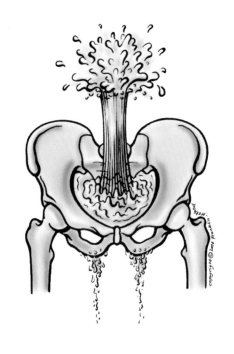

所在区域正是所谓的"根轮"^①（即能量中心）所在之处。根轮是人体七大（或更多）脉轮中最下面的一个。脉轮在我们体内自下而上排列，代表着人的精神潜能。根轮的能量不仅影响着我们的盆底，还影响着我们的双腿和双足——这与现代生物力学的观点不谋而合。东方的很多修行方法（如瑜伽、坦特罗等）都特别关注如何将盆底的能量从纯粹的肉体层面转化为精神构造的基石。瑞士著名心理学家荣格认为，根轮的寓意就是"我们的根、我们所立足的大地"^②。

对性器官来说，一个富于弹性的、强健的盆底也非常重要。能量在性器官和盆底中的自由流动能切实地影响我们的幸福感和生命力，以及我们的日常活动方式。

男性和女性盆底的主要区别在于穿过盆底的通道个数不同：男性为两个，女性为三个（除了尿道和直肠外，女性还有阴道）。从这个角度讲，男性的盆底结构要比女性的低级一些（男性朋友们看到这里千万不要给我寄恐吓信哟）。正是由于这个原因，男性的盆底才更加结实有力，而女性的盆底则由于需要参与妊娠而更富有弹性。也正是因为如此，如果缺乏锻炼、久坐不动，男性的盆底会更容易僵化。因此，盆底训练课程会倾向于为男性设置更多的灵活性练习，为女性设置更多的力量练习。

盆底的进化史

盆底是进化的产物，直立行走要求人体这个部位变成今天的样子，因为对四足动物来说，腹壁以及胸廓前侧才是躯干的底部。为了更好地理解盆底是如何形成的，我们下面用快进式的画面来演示人类直立行走的发展过程。

原本属于四足动物的人类在进化过程中后腿向后水平伸直，然后整个身体90度旋转。这样，内脏器官的重量就不再由胸廓前侧和腹壁来承担了，

---

① 又叫"海底轮""纯真轮"，英文名"Muladhara"。印度瑜伽理论认为人体有三脉七轮，但七轮的具体名称有多个流传版本，其中一个说法为七轮自下而上分别是海底轮、生殖轮、太阳轮、心轮、喉轮、眉心轮和顶轮。
② 引自荣格于1932年发表的对昆达利尼瑜伽的评论。

而是落在了盆底上。为了使内脏不至于掉到地上，原本朝后的尾骨急剧缩短并向前弯曲，以参与躯干底部的封闭工作。与此同时，原来负责尾巴运动的肌肉变得更加强健有力，结缔组织也增厚了。

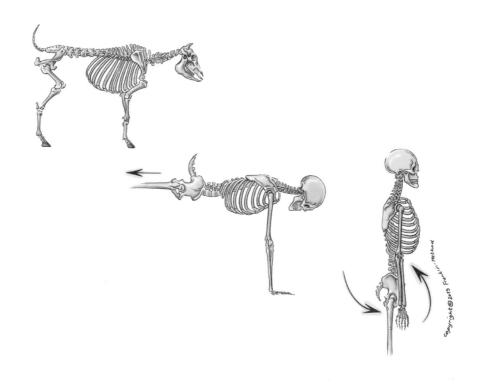

盆底训练与想象的关系

在这本书中，你会学习各种各样的盆底训练方法：动作练习、想象练习和感受练习。将这三种练习方式组合起来，你将建立一个健康的盆底运动模式，这样许多身体问题都能迎刃而解。在这个过程中，千万不要让意识和身体作对；相反，我们需要内观自身，对身体进行积极地感知。

本书中的大多数练习都基于"富兰克林方法"。富兰克林方法是我历经多年从意动法发展而来的一套身体治疗方法。意动法是一种利用主观意识来改善身体力量、灵活性和协调性的方法。本书还有一些练习借鉴了整体瑜伽[1]、身心平衡技法[2]和各种舞蹈。

气球想象练习

将右臂向前水平伸出，想象它是一个飘浮在空中的气球；或者想象你的右手、右小臂和右上臂是三个被轻轻绑在一起的气球。

现在，小幅度地上下摆动右臂。摆臂的过程中，始终想象着它是飘浮在空中的气球。

如果你不喜欢气球，也可以把右臂想象成一朵在天空中飘浮的白云，或者一根在微风中轻舞的羽毛。

至少坚持2分钟，直到感觉右臂的肌肉有点疲劳——坚持才有收获。

---

[1] 又称"大全瑜伽""综合瑜伽"，英文名"Integral Yoga"，是印度"三圣"之一的室利·阿罗频多建立在传统印度瑜伽基础上，融入西方人道主义思想而创立的一种新型瑜伽。
[2] 英文名"Body-Mind Centering®"，是由美国人邦妮·科恩创立的一套独特的、可沟通身体与意识的运动技巧。

然后，将右臂放下，比较双臂的感觉有何不同。我希望你能发现，除了右臂因锻炼而感到有点酸胀外，右侧肩膀要比左侧肩膀感觉更低些，右臂更轻松。如果举起双臂的话，你会发现右侧肩膀也更有力。

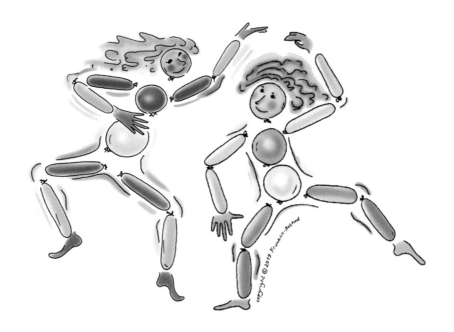

弹性的力，流动的气

　　为什么气球想象练习会如此有效？因为当我们带着正确的想象进行训练时，不仅能获得放松，还能增强力量。而这正是盆底所需要的——弹性的力量。如果盆底过于紧张，会造成便秘以及脊柱和双腿的活动受限；如果盆底过于松弛，则会导致尿失禁。分娩过程也需要盆底既弹性十足又结实有力。因此，盆底必须同时具备弹性和强健双重性质，必须能够张弛自如。

　　气球想象练习的效果源于它能改善身体的知觉①和本体感觉②，从而提高身体的灵活性、促进血液循环。有人可能会说，这些效果完全是由运动本身造成的。但是，下面这个实验却能得出相反的结论：如果我们向前伸出手臂并想象它是一根冰柱，那么，练习的结果是肩部的弹性不会有任何提高。只有我们想象"坚冰融化了"，肩膀才可能变得灵活起来。研究表明，想象还能带来力量的增强。

　　古老的东方健身术同样能解释气球想象练习的效果：想象可以控制注意力的位点和集中程度，可以引导能量或者说气的流动。所谓"气"，是指运行于天地之间、维系所有生命进程的能量。如果气不足，身体功能就会下降。已被西方医学界接纳了很久的针灸术和其他一些穴位治疗技术都能对体内的气产生影响。而针灸术正是基于古老的观想法形成的。

　　我们所汲取的气，和食物一样，是有优劣之分的。如果想令位于盆底的根轮受到滋养，盆底必须流动着能量充沛的、纯净的气。我们都知道保持身体表面的洁净有益于健康，其实，气的畅通和洁净对于身体健康来说也很重要，甚至更为重要。气在体内细微的通路中流动，这些通路叫作"经络"。经络发源于五脏六腑，组成遍布全身的能量传递网络，其中一些与盆底相连。

---

① 指周围环境中的客观事物直接作用于感官而在头脑中产生的对事物整体的认识。
② 指来自躯体深部的感受器对躯体的空间位置、姿势、运动状态和运动方向的感觉。

气的净化想象练习

请想象在你的体内，众多能量（气）流川流不息，它们令身体愉悦而舒适，身体的每一种组织、每一个细胞都受其滋养。想象这些能量在体内畅通无阻地流动着，所有障碍都在消融。

想象着在你的一呼一吸之间，这些能量都在被澄清，尘粒杂质都在被去除，能量因此而变得纯净、清澈。

请时刻怀着这样一种期待：意念可以净化我们的能量流，令其更加和谐而平衡。

气感建立练习

双手摩擦至热，然后两手掌心相对，相距约10厘米远。

现在，将注意力集中于两手之间，令两手稍稍分开再稍稍靠拢。你会感到，两手之间好像存在着什么，它可能是能量，也可能是磁场，双手移动的时候掌心会感觉到有酥麻感、吸引力或排斥力。

然后，把注意力转移到坐骨结节处。坐骨结节是坐骨上的两块骨性突起，部分盆底肌附着于其上。请你想象坐骨结节之间同样存在着能量流或磁场。

最后，请检验一下这种想象对身体静态姿势和行走姿势的影响。

什么是科学的盆底训练

盆底需要进行动态的训练，以实现以下目标：增强身体的感知能力，重获弹性和力量。然而，在近些年掀起的盆底保健热潮中，大小健身机构所提供的令人眼花缭乱的各种盆底训练课程似乎并不重视上述目标。除此之外，我还惊讶地发现，即便是在针对助产士和产后康复培训师的职业培训中，有关盆底动态训练的内容也是少之又少。

在接下来的章节中，我将介绍一套健康、高效的盆底训练方法。由我的团队所开展的多次训练课表明，这套方法确实能帮助所有人迅速且长效地解决盆底问题。当然，这并不等于说只有本书提供的盆底训练方法才是有效的。

积极获取身体信息

当身体出现问题时，我们需要获取从体内发出的信息。这是一种新的身体感受，对身体运动的感受，或者简单点说，叫作身体的新状态。身体包含骨骼、关节、肌肉、器官、神经、血管、能量流等要素。这些要素组成了一个天然的功能性整体，并按一定的规则运转。如果我们不了解或者不尊重这些规则，身体迟早会出问题。我们最好将身体视作一台设计精妙的机器，尽早了解它的构造和运转规则，这样才能将问题消灭于萌芽之时。而盆底出现问题，最可能来自分娩、缺乏运动和身体姿势不良。

在健身房里，你不会听到有人说："是时候进行盆底肌拉伸了"，或者"这是一个专门用于增强盆底肌力量的器材"。现实中，人们可以显摆自己饱满的上臂肌，可是不会有谁想要吹嘘自己盆底的尾骨肌。何况，并不是进行了力量训练，肌肉就能更加强健有力，更能承受负荷。当肌肉、骨骼以及其他组织和器官作为一个整体进行工作的时候，就能产生强有力的运动。产生强大力量的关键是组织器官通力合作，而非只凭肌肉的力量。

很多时候，肌肉力量太强反而对身体有害，尤其是当骨骼受力不均衡、关节没有处于良好吻合状态时。为了帮你更好地理解这句话，我们来打一个比方：几个人想要合力抬起一件沉重的家具时，他们必须协调一致，有节奏地喊着号子，同时发力向上抬起这件家具；如果众人配合不好，虽然某个大力士能够凭一己之力抬起家具的一角，但却无法完成抬起整件家具的任务。

人类身上存在这样一种现象：绝大部分人会——甚至会孜孜不倦地——做那些伤害自己的事情，直到发觉这样做带来了坏的后果（比如疾病或者厄运）。但是，他们却常常拒绝做出必要的改变，因为这些改变会让他们感觉不舒服、不方便。那些身体发出的有用信息并不会被积极接收。人类自我辩解的本能同样也在阻碍这些人接受新的行为模式。他们在旧有的行为模式里感觉很舒适，宁愿对身体有害也不愿踏上通常来说比较辛苦的改变之路。而有一小部分人，他们头脑灵活、思想开放、可塑性强、乐于接受改变，能够接收到身体发出的信息，并迅速进行改进。

积极提升自身感受力的人，可以建立起判断力，他能判断正在进行的训练影响身体何处、以什么方式起作用、是否给身体带来了积极的效果。要想实现力量、身体姿势和灵活性的长效提升，我们必须改变错误的、不健康的运动模式。而只有先对身体进行正确的自我感受，才能实现身体运动模式的真正转变。

针对某一身体部位进行训练和在日常生活中使用这个部位并不是一回事。当你能感受到盆底几乎支持着所有身体运动时，这本身就是非常有效的训练。但是，要实现这一点，你首先要能够感受到盆底的运动。

肌肉的协同工作

神经系统是这样工作的：当我们想要进行运动时，无须对肌肉进行逐一的控制。所以，在盆底训练中过早讨论肌肉没什么意义。生活中，我们可以轻而易举地执行"抬起手臂"的想法，但若要通过逐个激活肌肉的方式来完成这个动作，问题就出现了。肌肉的协同作用是非常复杂的，我们不可能在很短的时间内用意识逐一指挥每块肌肉的张弛：三角肌前部肌束收缩——三角肌后部肌束放松——锯肌收缩——背阔肌和大圆肌放松……，假如真是这样逐一指挥肌肉的话，把一杯咖啡送到嘴边的动作可能要花费足足半个小时，这样一来，我们只能习惯于喝凉咖啡了（或者干脆不喝，反正咖啡因也不利于盆底健康）。

在没有经过良好的感受训练的情况下，想要激活盆底肌中的某一块是非常困难的。如果一个人没有相当丰富的解剖学知识和非比寻常的身体感受能力，想在不经过科学训练的情况下单独激活某一块盆底肌无异于痴人说梦。此外，颌部和肩部的肌群比盆底肌更容易紧张，如果颌肌过度紧张，则会对盆底肌的活动造成抑制。鉴于盆底肌的复杂性，在训练的初始阶段，我们最好先来学习如何使组成骨盆的各块骨活动起来。

骨的运动由肌肉收缩引发

有些盆底肌并不负责使骨运动，它们收缩，但不引起骨的运动。当一块骨骼肌的两端附着在两块不同的骨上时，它的收缩可以牵引骨发生运动。骨的运动幅度大小不一，既有呼吸时肋骨发生的小范围运动，也有做投掷动作时上肢骨发生的大范围运动。

人体的构造非常经济：无须运动的骨就没有肌肉附着在上面，只有不含肌纤维的韧带或其他结缔组织与之相连（这些结缔组织也能被拉伸和回缩）。虽然骨盆各关节的运动都属于小范围甚至细微的范畴，但骨盆的核心位置决定了其关节微小的运动也足以引起身体其他部位（比如颈后部或足部）的大幅度扭转。所以，要想避免因骨盆问题造成脊柱扭曲或其他负面效应，盆底肌必须强健有力且弹性十足。

如何增强肌肉力量

当肌肉对抗阻力（可能是重力或某种骨杠杆效应）移动某一身体部位时，它必须发挥力量。肌肉通过三种收缩方式产生力量：一是肌肉本身长度不变、使骨保持在一定位置的等长收缩；二是肌肉本身长度变小，使被附着的两块骨相互靠近的向心收缩；三是肌肉长度变大的离心收缩。

将肌肉的向心收缩和离心收缩相结合的训练方式是最有效的，能快速增强肌肉的力量。强调离心收缩的训练会使肌肉变得更加灵活和强健。肌肉通过离心收缩进行制动，这时的肌肉既增强了力量，又得到了拉长（类似于进行了拉伸，只是这时肌肉是处于紧张状态的）。比如，当你把沉重的购物袋慢慢放在地上时，手臂肌肉在发挥制动作用。但如果你任由购物袋掉在地上，手臂肌肉就没有进行制动。

由上述知识可以得出结论：有时盆底肌之所以薄弱无力，是因为这些肌肉只进行了最低效的等长收缩。

所以，话题又回到了前面的观点：不了解骨盆是如何运动的话，盆底肌的训练方法就会受到局限。对盆底肌灵活性的训练应先于力量强化训练。如果不通过训练让盆底肌先动起来，力量训练就只能发生在效率最低的层面——等长收缩。

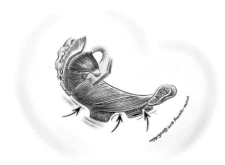

盆底肌的向心收缩

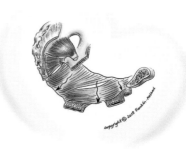

盆底肌的离心收缩

身体反应的整体性

将你的左手放在右肩靠近颈部的位置，那里是斜方肌所在处。轻轻向下按压这块肌肉，然后慢慢松开。这样会促进这块肌肉的血液流通，从而提高它的灵活性。再次按压，想象你正在从一块海绵中挤水，紧张和痉挛像水一样从"肌肉海绵"中流出。然后再次松开，让清澈、温热的泉水注入这块"肌肉海绵"，充盈于每一个细胞中。

现在，将手移开，你会发现右肩变得放松和位置更低了。而且令人惊讶的是，肩部肌肉的放松竟然可以使盆底变得更加灵活。肩部练习的效果向下传递到了骨盆的相应关节，你会感觉右半边盆底变得放松、灵活了。

把一只手放在小腹上，先用右腿站立，再用左腿站立。你会发现，腹部的右半边也变得紧绷了些。这意味着右半边的盆底以及其他相关肌肉正在积极地摆正骨盆的姿势。

为什么会产生这一系列效果呢？这是因为肌肉间的协调性得到了改善，从而使肌肉的力量立竿见影地增强了。这是力在神经层面的改变（即神经源性改变），是神经（或者说神经元）使肌肉力量发生了改变。在富兰克林盆底训练的初始阶段，肌肉力量的增强几乎完全是神经源性的。经过较长时间的训练后，肌肉组织本身才会发生改变，这种改变叫作"肌源性改变"。

你现在是不是想要立马合上这本书？因为这些话听起来太复杂了。我想鼓励你的是：本书会帮你轻松掌握那些复杂的盆底解剖知识，我会用趣味十足的插画来辅助解读这些知识，尽量让它们变得浅显易懂。富兰克林盆底训练法既有对复杂人体构造的清晰阐述，又包含先进的训练理论，还特别简便易行，适合日常实践。正如上面说过的，观想法本身已经能大大增强肌肉的力量，如果把运动与想象结合起来，定能取得事半功倍的效果。

富兰克林盆底训练的原则

我们的目标是将被动的、静态的盆底训练转变为主动的、动态的盆底训练。

在传统的盆底训练法中，盆底肌通常来说要么被动运动，要么等长收缩。训练时呆板的表情就表明训练者的努力只是使盆底肌发生了等长收缩，骨盆的关节并没有发生运动，整个骨盆是处于僵硬状态的。并且，在这样的训练中，髋肌和背肌还会主动兴奋起来，它们会"牵引"盆底肌以改变盆底的状态，这时盆底肌就在进行被动运动。"种瓜得瓜，种豆得豆。"如果盆底训练充斥着被动和紧张，那么，我们就不能指望通过这种训练获得主动的力量。

在主动的、动态的富兰克林盆底训练中，盆底肌是动作的发起者。开始时，你会觉得这是难以完成的挑战；但经过逐步练习，你一定能掌握这项技能。需要说明的是，等长—被动式训练也并非一无是处，只是它作为一种训练方式，最终效果并不能让人满意。此外，尿失禁患者通常会因为身负该病而时刻处于压力之中，我们的练习可以促进盆底肌的运动，而非制造盆底肌的紧张，因此对尿失禁患者很有帮助。

进行感受训练的必要性

本书接下来提供的练习可以提高你对盆底的感受能力。没有正确的感受，就无法对身体做出改变。只有能够感知到身体内部在发生什么，你才能把健康掌握在自己手中，才能有效开展那些有益于身体良好运转的训练。如果没有舵手，船只便不能沿着正确的航线行驶。只有感知到盆底的不平衡和薄弱，我们才会采取必要的手段为身体带来改变。不包含感受练习的盆底训练就好比飞机的盲降。所谓"盲降"，是指飞行员仅仅依靠外界指令操纵飞机降落。如果这些指令是正确的，飞机通常能够安全着陆。但是，如果这些指令是含混的甚至是错误的，飞行员就可能做出错误的操作。所以说，再好的外界指令也不能取代你自己的眼睛和头脑。

因此，要想使盆底训练卓有成效，必须首先进行感受训练。配合着感受的运动将很快变得令人愉悦，你会开始享受训练过程，这样一定比怀着"我不得不训练"或者"真倒霉"之类的负面想法进行训练效果要好。

我们将本章内容总结如下：

1. 盆底与身体其他部位密切相关。

2. 只有被感受到的身体部位才能进行高效、协调的运动。

3. 骨的运动由骨骼肌牵引。如果骨没有运动，肌肉训练就不会产生良好的效果。

4. 进行动态盆底力量训练的前提是让盆底肌先"动起来"。

5. 肌肉长度发生变化的训练最能增强肌肉的力量。

现在，是时候对我们的身体进行认真审视和感受了。

我们先来看看第一个重要问题——组成骨盆（骨盆环①）的骨和关节是如何运动的？

---

① 指髋骨和骶骨通过关节构成的环状（或者盆状）骨性结构。

骨盆的骨骼构成

　　骨盆由左右两块髋骨和后方的一块骶骨、一块尾骨构成，其中髋骨又由髂骨、耻骨和坐骨构成（对于刚出生的婴儿，这三块骨是通过软骨组织连接在一起的，后来，三块骨逐渐融合在一起）。

　　髋骨看起来就像扭曲的桨叶。如果你能在脑海中清楚地勾勒出它们的形状，就能更好地理解骨盆是如何运动的了。桨叶的上边缘，也就是髂嵴，稍有增厚，多块肌肉附着于其上。髂骨翼①的中部稍薄一些，这样可以减轻骨盆的重量。桨叶的下部各有一个孔，叫作"闭孔"。桨叶的下边缘各有一处骨性突出，即坐骨结节。

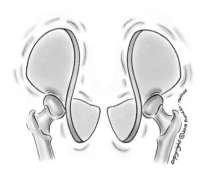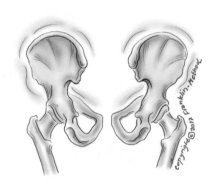

　　骨盆可以分为两部分——上部的大骨盆和下部的小骨盆。大骨盆由髂骨翼和骶骨围成，形状很像一个盆，只是前侧没有封闭。而小骨盆更像一个倒立的金字塔，骨和韧带共同组成了封闭的侧壁。大骨盆和小骨盆的分界线处叫作"骨盆上口"。

---

① 即髂骨前部宽大的部分。

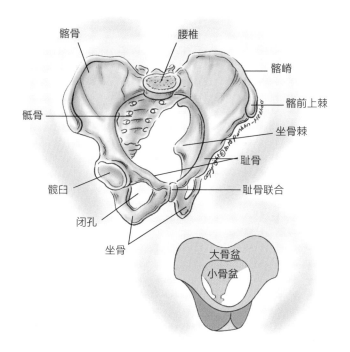

骼骨　　　　　　腰椎

　　　　　　　　　　　髂嵴

　　　　　　　　　　　髂前上棘

骶骨　　　　　　　　　坐骨棘

　　　　　　　　耻骨

　　　　　　　　耻骨联合

髋臼

闭孔

坐骨

大骨盆
小骨盆

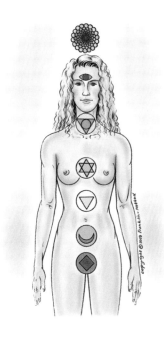

　　骨盆下口的骨性边界由耻骨、坐骨和尾骨共同组成。在身体前侧，两块髋骨通过耻骨联合相连；在身体后侧，它们被骶骨连接在一起。

　　骶骨由5块融合在一起的椎骨组成，因此它属于脊柱的一部分。骶骨的下面是由3～5块融合在一起的退化的椎骨形成的尾骨。尾骨、耻骨和两个坐骨结节共同组成盆底的基石。这些基石形成了一个四边形，它的四个顶点分别是耻骨联合、坐骨结节（两个）和尾骨。记住这四个顶点能帮我们更好地理解盆底的几何学特征，方便我们在脑海中勾勒出盆底的形状。

　　盆底的能量中心——根轮——的标志

同样是个四边形。在这里，象征性符号与解剖学构造不谋而合，不过根轮是非实物层面的。根轮的另外一个标志是一朵四瓣莲花——如果你不熟悉这个造型，还可以想象它是代表着幸运的四叶草，它的每一片叶子都指向盆底的一个角。

如果从耻骨联合到尾骨画一条直线，盆底可以被分为左右两部分。如果在两个坐骨结节之间画一条直线，盆底可以被分为前后两部分。这两条直线合在一起，可以将盆底划分为四个区域：右前区、右后区、左前区、左后区。

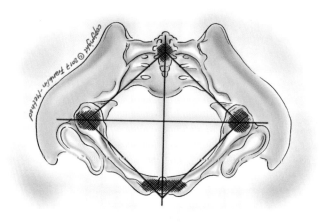

骨盆触摸的起始姿势

站立，髋关节微屈，上身稍稍前倾。

这个姿势可以让你很轻松地用右手指尖（中指即可）触摸到右侧坐骨结节。

坐骨结节＋耻骨感受练习

将左手手指放在右侧耻骨上。现在，双手的指尖之间就是盆底的右前区。

观想盆底的这一区域。想象呼吸的气流可以抵达此处，这样就能汇聚起盆底的气（能量流），提高我们对此处的感受能力。你可能由此感受到这个区域细微的、自发的运动。

1分钟后，将双手移开，甩一甩进行放松。体会骨盆的左右两侧是否有了差异。

将身体重量完全落在右腿上，然后再换到左腿上，体会两腿在站立稳定性方面是否有了差异。

然后先抬一抬左腿，再抬一抬右腿，体会右侧髋关节是否变得更加灵活了。

你可能会感受到，这种对盆底"基石"的触摸并辅以想象十分有助于提高站立的稳定性和髋关节的灵活性。

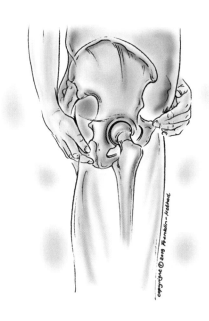

坐骨结节 + 尾骨感受练习

将右手中指指尖放在右侧坐骨结节处，左手放在尾骨上。这样，两手指尖之间的区域就是盆底的右后区。

观想这部分区域，想象呼吸的气流抵达此处。1分钟后，比较两侧盆底的感觉。你可能发现两侧盆底的差异更大了。

现在请你感受盆底的另外两个区：左手触摸左侧坐骨结节，右手触摸左侧耻骨，这时感受的是盆底左前区。1分钟后，两手分别触摸左侧坐骨结节和尾骨，这时感受的是盆底左后区。

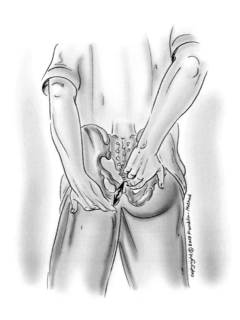

总结：

在上面的练习中，我们对盆底各个区域（左前区和左后区，右前区和右后区）进行了观想和感受。每一次身体运动，这些区域都会进行相应的协同工作。重要的是，这些协同工作必须和谐而平衡地进行。我们从练习中能够体会到，仅仅凭借触摸和想象，就足以引起盆底感觉的改变。

骨盆的关节

本章内容主要献给有兴趣研究关节细微运动的读者。对于盆底训练的初学者来说，这部分内容可能非常晦涩。对于初学者来说，大致了解一下骨盆关节的相关知识就可以了，不必强迫自己现在就能全盘理解和运用。经过多次阅读和练习，你会渐渐加深对这部分内容的理解。

首先，我们将与骨盆有关的关节分为骨盆关节和骨盆周边关节。骨盆周边有以下几个关节：两个髋关节，三个由腰椎和骶骨形成的关节（其中包括一个由第5腰椎椎间盘与骶骨底形成的关节和两个由骶骨后面的上关节突与第5腰椎的下关节突所形成的平面关节，这三个关节统称为"腰骶关节"）。髋关节能进行多个方向上的运动，腰骶关节只能进行两个方向上的运动——屈和伸。

骨盆的运动方式

如果把骨盆视作一个整体运动单元的话，在人采取站姿时，骨盆有三种典型的运动方式：前后摆动、左右摆动和水平旋转。骨盆逆时针旋转时，左侧髋骨向后，右侧髋骨向前；骨盆顺时针旋转时，反之。

现在把注意力放在髋关节处，以便更好地理解骨盆的运动方式。首先，你需要转变一下思考的角度。通常我们会把髋关节和腿部运动联系起来，但是在盆底训练中逆向思考也很有价值：如果以股骨头为轴心的话，骨盆如何运动？

我们可以将一侧髋骨抬起再放下（单腿站立时更容易做到），这是以对侧股骨头为轴心进行的一种骨盆运动。

我们可以使骨盆后倾，这时坐骨结节前移，腰椎曲度减小。

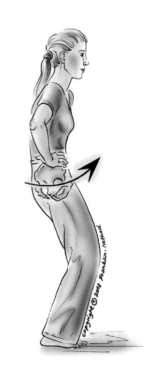

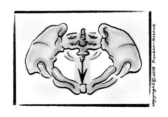

我们也可以使骨盆前倾，这时坐骨结节后移，腰椎曲度增大。

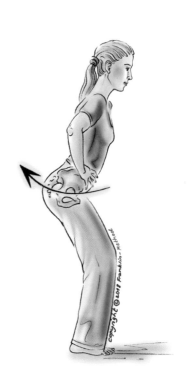

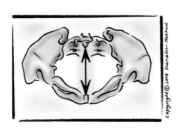

我们还可以让骨盆绕着某一侧股骨头进行转动。当我们转弯时，就会发生这种运动。

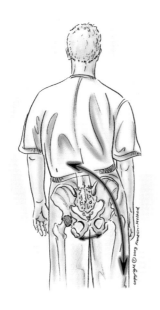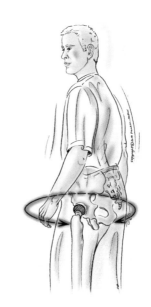

如果盆底不具备一定的弹性，上述运动是无法很好地完成的。

在练习过程中，请你同时注意感受，在骨盆相对于髋关节的运动中，身体左右两侧是否同样灵活。

骨盆的可动性

骨盆包含若干关节。首先是耻骨联合。其实，耻骨联合算不上真正的关节，它只是一块纤维软骨将两侧的耻骨连接在一起罢了，可动性很小。然后是两个骶髂关节。骶髂关节将左右两块髂骨与中央的骶骨连接起来。青少年的骶髂关节尚有较大的可动性。骶髂关节是真正的关节，它有两大特征：一是髂骨侧的关节面被纤维软骨覆盖，这在对合紧密的关节中很常见；二是骶骨侧的关节面被透明软骨覆盖，这又是那些灵活可动的关节的典型特征。所以，骶髂关节具有两面性——既坚固稳定，又能小幅度活动。

于是骨盆的各块骨就可以通过耻骨联合和两个骶髂关节而产生相对运动。这种运动在盆底训练中非常重要，因为耻骨联合和两个骶髂关节属于闭合的骨盆环的组成部分，也就是说，一个关节的运动会对闭环内的其他关节产生影响。

骨盆内还有一个由骶骨和尾骨构成的关节，叫"骶尾关节"。尾骨在此关节处可以进行前后摆动，从而改变盆底肌的张力。各块尾椎之间也可能存在一定的活动性。人的臀部猛然着地时，会造成尾骨的骨折或前翘。由于尾骨上附着着多个盆底肌，盆底会因此受到影响。随着年龄的增大，尾骨的各块椎骨之间以及骶尾关节处会逐渐骨化，但我们可以通过盆底训练来尽量避免这种情况的发生。富兰克林盆底训练能使这些关节更加灵活自如，能延缓它们的老化，并能因此提升性生活的质量。

因为骨盆内这些关节的存在，构成骨盆的各骨之间才可以进行相对的位移（尽管幅度很小）。骨盆如果活动性太大，则会丧失稳定性；但如果完全无法活动，也会产生问题，那样的话，脊柱和双腿的活动都会受限，上下身之间力的传递也无法正常进行，我们的走路姿势就会像机器人一样僵硬。骨盆内部关节的活动性对于双腿和脊柱的协调运动以及女性的分娩过程都有着重要意义。如果骨盆内部不具有活动性，女性将无法分娩，也没人能够跳出摇曳多姿的舞步。

坐骨结节运动感受练习

首先让我们来感受一下坐骨结节的运动。

竖直站好，双脚间距尽量大一些，然后令膝关节屈曲、伸展，感受坐骨结节是如何移动的。你会发现，屈腿时，两坐骨结节会相互远离（如果感觉不到，可以试试在屈腿的同时用双手触摸两坐骨结节）；伸腿时，两坐骨结节又会相互靠近。

如果主动控制不让两坐骨结节相互远离，屈腿就会变得很困难。如果强行屈腿，膝关节会向正前方而不是斜前方移动，这样，膝关节会承受很大的压力。也就是说，盆底紧张会使膝关节承受过度负荷。遗憾的是，在体操和芭蕾中经常会有这种夹紧臀部的屈腿动作，这对你的膝关节进而对你的职业生涯将产生

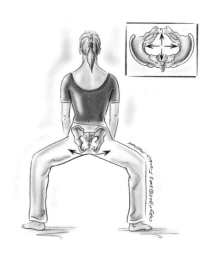

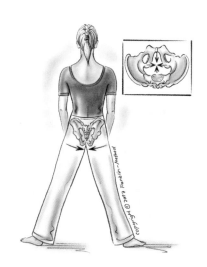

破坏性的影响。

　　现在，请先屈腿使两坐骨结节彼此远离，然后在保持它们的距离不变的情况下试着伸直双腿。你会发现，腰椎不得不向前挺。也就是说，松弛或者过度扩张的盆底与腰椎过度前凸是相互关联的。所以，有腰椎过度前凸问题的女性多于男性，因为男性的盆底通常较为紧致。

　　通过这个练习，你会发现骨盆的运动与双腿的运动和脊柱的运动是相互关联的。所以，许多腰骶部疼痛以及腿部姿势不良，其根源其实都深藏于盆底。

骶骨的枢纽性地位

　　下面，我们将目光投向骶髂关节。这里也蕴藏着一个巨大的秘密。观察骶髂关节骶骨侧的关节面，你会发现此处像一个回旋镖状的凹面，叫作"耳状面"，它由两个互成一定角度的面组成。之所以形成这样的凹面，是因为骶髂关节承担着来自两个方向的力，既有上半身重量形成的压力，又有从腿部传来的、地面对脚底造成的反作用力。另外，股骨和骨盆组成了一个拱形结构，骶骨正是这个拱形结构的拱心石。拱形结构在力学上非常稳定，并且其承受的压力越大，稳定性就越高。所以，人体重心位于骶骨前缘绝非偶然。

骶骨承重感受练习

身体保持站姿，先来想象上半身的重量是如何落在骶骨上面的。骶骨会将这份重量均匀地分散到双腿上，双腿再将重力传向大地。

姿势不变，再来感受地面对双脚的反作用力。想象这股力量通过双腿向上传导，从下方作用于骶骨。

请感受从上半身传入骶骨的力与从下半身传入骶骨的力是否一样大，以及这两股力量在身体运动时是否平衡。

骨盆的进化史

与其他哺乳动物相比，人类拥有一个相对于身体来说较宽的骨盆，女性的骨盆比男性的更宽、更浅。女性的这种骨盆形状与人类头颅的尺寸有关。与大部分动物相比，人类的头颅较大。分娩时，硕大的人类胎儿头颅必须能够通过母亲的产道。这样的生育过程会造成母体的极大痛苦，甚至可能引发生命危险。自然进化机制为什么要允许这样一个瓶颈问题的存在呢？根源就在于人类的高智力。高智力意味着大脑容量也大（尽管也有一些反例）。在进化中，女性的骨盆既要允许不断增大的胎儿头颅通过，又要保证直立行走和跳跃功能的实现。所以，一方面，骨盆在进化过程中发生了形状和大小的改变；另一方面，人类缩短了妊娠期。人类婴儿出生时的脑容量仅为成年时脑容量的1/3。而黑猩猩在出生时的脑容量已达到成年时的一半。以动物幼崽刚出生时的成熟度为基准，人类的妊娠期应该达到21个月。因此，可以说人类早出生了整整一年，以至于和大多数动物相比，人类婴儿在刚出生时过于柔弱。但是，自然选择的结果是，出生时柔弱一些总比智力水平太低要好。柔弱的婴儿也带来了文明的发展——人与人必须团结协作，才能将后代抚养大。父母、祖父母都要参与到养育后代的事业中来。可以说，骨盆和人类文明有着紧密的联系。

即使女性的骨盆已经很宽，但相对于胎儿的头颅来说，还是不够。于是，为了降低分娩的难度，骨盆的另一特性发挥了重要作用：借助于关节的存在，骨盆可以改变自身形状，使产道暂时性地扩宽。在第一产程中，骶骨后仰使大骨盆扩大，胎头得以进入盆腔。在第二产程（即正式的分娩过程）中，骶骨上端（骶骨岬）前俯，下端则连同尾骨向后移动，两坐骨结节相互远离，小骨盆扩大，产道变宽，胎儿得以顺畅地娩出。

骨盆内部骨的运动能使骨盆的前后径增加约3.5厘米。另外，胎儿的头颅还能转动，而且能发生弹性形变，在骨盆的轻柔挤压下拉长。母亲的骨盆就像一个雕塑师，将胎儿的头颅塑造成适合分娩的形状。

分娩时骨盆的扩张会刺激到经络，也就是我们身体的能量通路，因此会大大促进器官和组织的血液流通，使之比平常更具能量。这种效应将持续相当长一段时间。据报道，女运动员在分娩后（包括产后恢复期）反而会拥有更充沛的精力和更好的运动成绩。

分娩时并不只有骶骨发生了运动，构成骨盆的其他各骨以及椎骨和腿骨都会发生位置的改变。这种改变如果是协调的，将大大提高身体的灵活性，增强身体力量。经历了分娩过程后，女性可从事的运动范围可能得到拓展。男性骨盆的各块骨也能发生相对运动，但幅度较小。如果我们能使骨盆内部协调运动，就能极大地提升双腿和脊柱的灵活性，减轻背部的负担，甚至能对足部和下颌的姿势产生积极影响。

箭头想象练习

什么是骨盆的正确姿势？答案就藏在骨盆的骨骼结构中。从下图中可以看出，骶骨就像一个向下的箭头，两块耻骨之间形成了一个向上的箭头。

站立和行走时想象这两个箭头，可以改善骨盆姿态，减轻骶骨的负担。

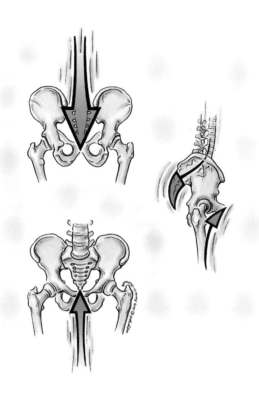

髋骨的"舞蹈"

现在我们要详细介绍一下骨盆各骨的运动方式，这有助于我们对骨盆进行针对性的训练。为了帮助理解，我们要在脑海中想象这些骨的运动，这样还能使右脑得到锻炼。

成年人的坐骨、髂骨和耻骨是融合在一起的，所以，坐骨结节运动相当于髂骨翼在运动。左右髋骨的运动被位于二者之间的骶骨关联起来，骶骨运动意味着左右髋骨也会发生运动。

这种现象被我称为"髋骨的'舞蹈'"。骶骨有幸拥有两位"舞伴"。让我们来回忆一下屈腿时坐骨结节的运动——它俩会相互远离（见第25页图）。因为坐骨结节位于髋骨的下端，而髋骨就像一个跷跷板，它的两端总是朝相反的方向运动，于是在两坐骨结节相互远离时髋骨的上端会相互靠近。这个部位在腹股沟外上方，很容易摸到，我们叫它"髂前上棘"。

屈腿时，骨盆的运动包括骶骨前俯、两坐骨结节相互远离以及两髂前上棘相互靠近。"前俯"一词在德语中也常用于点头动作。当我们点头时，头部会向前移动少许。骶骨前俯与这个动作很相似。骶骨前俯时，尾骨会向相反的方向运动，即向后翘起。双腿伸直时，上面整个过程又会像电影倒放一样发生：骶骨回正，两坐骨结节相互靠近，两髂前上棘相互远离。

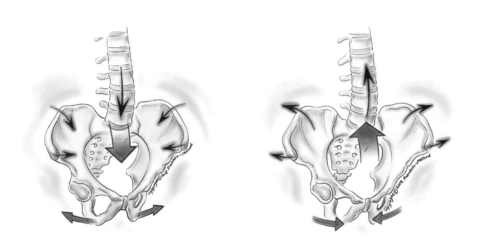

感受骨盆内这些细微的运动，对于盆底训练、腰背部健康和正确体态的保持都有至关重要的作用。我建议，女性为分娩做准备时，男性进行盆底灵活性训练时，可以规律地进行下列练习，直到你能很好地建立起对骨盆各关节的感受。

骶骨与坐骨结节关联性感受练习

骶髂关节位于骶骨两侧，你可以摸到骶骨两侧有两个小小的凸起（见下页图示）。

双脚分开，屈腿站立，双手放在骶髂关节上，用指尖感受关节处的运动。

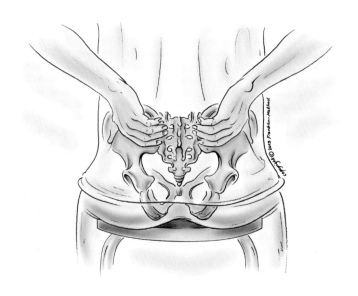

屈腿时，两坐骨结节相互远离。想象骶骨在前俯，尾骨向后翘起。

伸腿时，想象与上述方向相反的运动——骶骨回正，两坐骨结节相互靠近。

重复上述运动过程5～6次。

骶骨与髂嵴关联性感受练习

双脚分开，屈腿站立，双手放在髂前上棘上。我们将要感受的运动非常细微，如果骶髂关节僵化，你可能完全感受不到这个运动。

屈腿时，在脑海中观想这样的画面：两髂前上棘轻微地相互靠近，骶骨前俯，尾骨翘起（见第29页左图）。伸腿时，观想方向相反的运动：骶骨和尾骨回正，两髂前上棘相互远离（见第29页右图）。尤其是膝关节完全伸直后，你可能感觉到两髂前上棘的距离变大了一些。

重复上述运动过程5～6次。然后，把双脚收回到骨盆正下方，感受骨盆姿势的变化。

骨盆上抬感受练习

仰卧，双膝支起，双脚踩住地面。慢慢地向上抬起骨盆，感受两坐骨结节的运动——它们在相互靠近。

令骨盆慢慢地沉向地面，感受两坐骨结节相互远离，想象着抬起骨盆的力量来自盆底。

重复上述运动过程3次。

休息片刻后再次抬起骨盆，这次要将注意力集中在尾骨上。想象有一根细绳拴在尾骨上，骨盆上抬时是它在轻柔地将骨盆上提，骨盆下降时是它在帮着骨盆轻柔地着地。

重复上述运动过程3次。你会发现背部放松了下来。

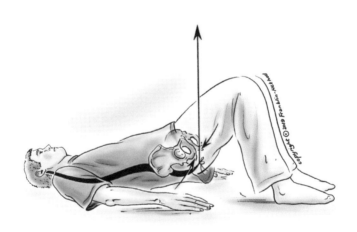

骨盆旋转问题

有些运动动用身体单侧进行，但如果进行这类运动时总是使用身体的同一侧，就会造成身体的不平衡。这种不平衡会给关节、肌肉和韧带造成过度负荷。

身体的忍耐力是非常强的，当我们感觉到腰骶部或盆底疼痛时，身体已经失衡很久了。下面我们先来感受一下自己的两侧髋骨是否存在不平衡，如果存在的话，具体情况是怎样的，然后进行矫正训练。

髋骨车轮感受练习

将两侧髋骨想象成两个车轮。当一个车轮相对靠前时，骶骨的一侧会被拉向前，另一侧则会向后。对第5腰椎来说，它下面的平台（骶骨底）发生了歪斜，整个脊柱会因此而扭曲。

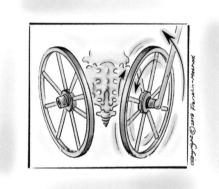

你的身体是否存在这种情况很容易确定。

竖直站好，双手五指张开放在髂嵴上。如果你的手很大，可以用拇指和中指同时摸到髂前上棘和髂后上棘[1]。

向前送出你的右侧髋骨（右车轮），左侧髋骨会向反方向移动。感觉如何？

现在换边，向前送出你的左侧髋骨（左车轮），右侧髋骨会向反方向移动。

感受一下，哪一侧的运动对你来说更容易？

理想情况下，站立时两侧髋骨运动给你带来的感受应该是一致的。但如果你的右侧髋骨相对容易向前送出，说明你的骨盆存在左旋问题，这样的人通常来说脊柱向左转动更为灵活。如果你的左侧髋骨相对容易向前送出，说明你的骨盆存在右旋问题，这样的人通常来说脊柱向右转动更为灵活。

当今社会，几乎每个人都存在轻微的骨盆旋转问题。无须恐慌，只需要对骨盆进行矫正，就能使其恢复平衡状态。当然，骨盆矫正的前提，是你了解自

---

① 髂骨翼在身体后侧的最突出点。

己的骨盆状况。如果一个人的身体出了问题而不自知（除非发生疼痛），那他就无法做出任何改变。当我们知道了问题所在，就可以通过感受和想象来平衡我们的骨盆，用意念调整身体姿势。

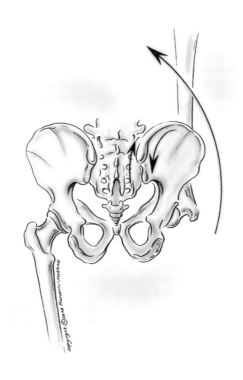

股骨与髋骨的相对旋转

腿部姿势与骨盆姿势密切相关，这一点我们在屈腿和伸腿动作中已经有所体会。腿部还有另外一个与盆底相关的运动，即在膝关节伸展且双脚位置固定不动时，股骨会向身体内侧小幅度旋转（这个运动叫作"终末旋转"，有助于保持腿部的稳定）；屈腿时则相反，股骨会向身体外侧小幅度旋转。

令情况变得有点复杂的是，与股骨相邻的骨骼会做反向运动。我们可以观察一下髋骨的情况。腿部伸展时，股骨内旋，而股骨之上的髋骨却外旋。所以，伸腿时，位于髋骨下端的两个坐骨结节会相互靠近。

对盆底和腿部的运动进行有意识的协调练习，有助于预防膝关节炎和髋关节炎的发生。如果仔细感受这些运动并辅以想象，你会发现，盆底会变得富有弹性，髋关节会变得更加灵活，你还能在不增加背部负担的情况下更大程度地俯身、更轻松地提拿重物。尤其是从事舞蹈和体操的人士，可以通过下面的练习使运动技能得到提升。

股骨与髋骨相对旋转感受练习

仰卧屈膝，双手放在大腿下方，屈伸双腿，试着感受股骨的旋转。这发生在双腿伸直的最后阶段，你的手可能会感受到股骨在轻微地向内旋转。如果把手放在髋骨和坐骨结节处，可以发现伸腿的同时髋骨在向外旋转，两坐骨结节在相互靠近。屈腿时，情况则正好相反——股骨向外旋转，同时髋骨向内旋转，两坐骨结节相互远离。

多次屈伸双腿，在运动过程中想象股骨和髋骨的运动——屈腿时股骨外旋、髋骨内旋，伸腿时股骨内旋、髋骨外旋。

你也可以试试在运动时进行相反的想象，但这样一定会导致腿部肌肉紧张甚至痉挛，所以请赶快回到正确的想象上来。

骨盆与脊柱的相互作用

骨盆的运动不仅与双腿的姿势紧密关联，也通过骶骨与脊柱的姿势相互影响。所以，有背部问题的人常能从盆底训练中取得意外收获——背痛神奇地消失了！

脊柱中主要负责承重的部件是椎骨和椎间盘，主要负责运动的部件是椎间关节、椎弓上的突起（横突和棘突）以及附着在其上的肌肉和韧带。我们对这些运动部件的感受会影响到骨盆的灵活性。如果脊柱的灵活性受限，盆底就会失去弹性。脊柱获得放松时，盆底的弹性也会立竿见影地提高，这样的训练可以说是一举多得。反过来，盆底弹性改善后，脊柱的灵活性自然也得以提高。

脊柱还是气的主要通路，是脉轮（即能量中心，参见第17页右下图）所在处。能量从这里流出，到达身体各处，甚至散发到周围环境中。体内能量的流动通常是无法被感知的，只有心神平定、身体接受过训练的人才能体会到这种微妙的能量流动；而且，肉体越灵活，能量的流动感就越强烈，能量也就越充沛。在弹性十足的身体内，能量的流动非常欢畅。腺体是能量从脉轮流出后抵达的第一站，从能量层面考虑，能量充沛的腺体能使身体变得更加轻盈矫健，使盆底得以放松（我将在本书"内脏器官、盆底和气"一章中对此问题进行进一步讨论）。

现在让我们来观察骨盆前倾和后倾时脊柱和盆底的变化。

骨盆前倾时，骶骨前俯，拉动腰椎向前凸（即脊柱伸展）。所以，骶骨前俯和脊柱伸展是相互关联的。

骨盆后倾时，骶骨后仰，腰背部向后弓起（即脊柱屈曲）。所以，骶骨后仰和脊柱屈曲是相互关联的。

在下面的练习中，我们将在已对坐骨结节有所感受的基础上，重点关注骶骨的运动。

站姿骨盆前后摆动练习

竖直站好，双脚间距与髋同宽，膝关节微屈。

先使骨盆前倾，腰椎曲度因此稍稍增大，感受两坐骨结节的相互远离和骶骨的前俯。

再使骨盆后倾，腰背部因此向后弓起，腰椎曲度减小，感受两坐骨结节的相互靠近和骶骨的后仰。

然后再使骨盆前倾，腰椎曲度再次稍稍增大，这次着重感受两髂前上棘的相互靠近和骶骨的前俯。

再使骨盆后倾，腰背部又一次弓起，感受两髂前上棘的相互远离和骶骨的后仰。

多次重复骨盆的前倾与后倾，直至你能清晰地感受到组成骨盆的各块骨的相对运动。

　　练习过程中，要试着体会盆底肌和其他肌肉是如何紧张与松弛的。后面，我们还要更精准地感受到底是哪些肌肉在本练习中发挥了作用。

　　如果没能建立起清晰的感知，甚至完全弄不清骨盆内各块骨的运动，也不要泄气，明天继续以饱满的热情投入练习，因为我们的神经系统常常会在夜间、在潜意识层面感悟这些运动，第二天用明明白白的答案给我们以惊喜。

猫式弓背练习

　　将身体摆成四足支撑式，双膝和双手支地，像猫一样轻柔地弓起背部。然后，将背部下降到水平伸展状态。在脑海中观想盆底、坐骨结节、尾骨和骶骨的位置和形状，想象背部弓起是由盆底触发的，想象背部弓起时两坐骨结节相互靠近，尾骨向前移动，骶骨后仰。

　　然后令两坐骨结节相互远离，尾骨向后移动，骶骨回正，背部恢复到自然的水平状态。

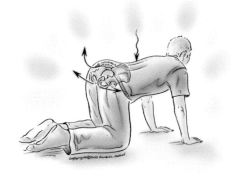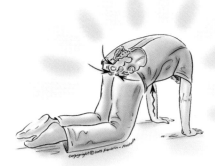

　　现在尝试反过来做——令两坐骨结节相互远离，骶骨前俯，背部弓起。我们会发现这是无法做到的，因为脊柱和盆底的运动是紧密关联的。

头部—盆底协调性练习

下面我们来学习一下如何将头部、盆底以及二者之间的脊柱协调起来进行运动。

仍然保持四足支撑式，背部呈天然的水平姿势，然后让整个躯干向前移动。

移动过程中，想象你的尾骨、坐骨结节和耻骨发挥着推动力，同时还有一股磁力在前面吸引着头部。

然后反过来，从头部开始向后移动身体，想象有一只手抵住你的颅顶轻轻向后推动你的身体，同时你的盆底被一股磁力向后吸引。

多次重复上述运动过程，直到你能清晰地感受到头部和盆底的相互作用。

这个运动可以拉伸脊柱，使我们对盆底对于身体姿势的影响有一个整体性的感受。练习之后再站或坐时，这种感受尤为深刻。

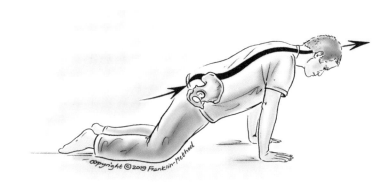

尾骨——力量汇聚之所在

尾骨是骨盆中活动度最大的骨，它是我们祖先尾巴的残留物。四足动物盆底肌的一大任务就是摇动尾巴，它们用尾巴来控制身体的运动、维持身体在高处的平衡、驱赶蚊虫和进行情感交流。所以，人类盆底肌的最原始职能是运动尾骨。在下面的练习中，我们要努力让尾骨动起来——当然，这样做的目的不是为了驱赶蚊虫，而是为了使盆底肌变得有力。

刚开始练习时，有些练习者会觉得这是个不可能完成的任务。他们发现自己的尾骨纹丝不动，这说明他们的盆底肌缺乏运动（这常常导致尿失禁）。然而，对鲸和海豚来说，尾骨（已经转化为巨大的尾鳍）可以推动它们的身体在水中前进，还能让它们的身体在水中直立起来。

如果尾骨僵化，脊柱的活动性就会受限。脊柱的天然构造使它能对各种状况做出反应和变化。尾骨僵化，脊柱的灵活性就会受到影响。另外，尾骨与耻骨的连线在能量流动方面具有重要意义——这条轴上的运动能够释放巨大的能量，如果尾骨不能运动，这些能量就无法释放。

能够区分是髋关节在运动还是尾骨在运动非常重要。如果是髋关节在运动，骨盆会前倾或后倾，但尾骨本身是不动的，这时受到锻炼的是髋肌而不是盆底肌。如果是尾骨在运动，虽然你也能感觉到除盆底肌之外的其他肌肉（比如腹肌或腰肌）发了力，但尾骨确确实实在空间上发生了移动。

尾骨唤醒练习

以舒适的姿势竖直站好，用手指找到尾骨的位置，在脑海中勾勒出这样一幅画面：多条强健有力的肌肉和韧带以一端附着在尾骨上。尾骨是一个锚定点，它就像码头上的锚桩，上面系着许多条船缆。

请先尝试令尾骨主动向前摆动，这要通过耻尾肌（连接耻骨和尾骨的肌肉）的收缩来实现。然后尝试令尾骨回正，这要通过耻尾肌的舒张来实现。

刚开始练习的时候，尾骨可能完全无法活动，只有肌肉在张弛。经过一段时间的练习后，骶骨和尾骨之间的关节（骶尾关节）以及尾骨内部各块尾椎之间的关节就能活动起来了。

反复进行尾骨前后摆动的练习，即使这种摆动只发生在想象中，眼下还只是肌肉的泛泛收缩。但即使是通过想象中的运动，肌肉的力量也会得到加强。

尾骨想象练习

利用各式各样的想象画面和细微的运动，我们可以使僵化的尾骨重新运动起来。想象没有边界，请你在下列画面的启发下，创造属于自己的想象画面。

想象尾骨是一把可以振动的音叉。请合拢双唇，发出低沉的"嗯——"声，想象尾骨也随之振动。

全身放松地上下跳跃（尿失禁患者不要这样做），想象尾骨是一支水银体温计，你正在向下甩动它。

想象用尾骨轻叩地面，地面发出了"咚咚"的声音（或者想象用尾骨敲鼓，这样可能更容易些）。

或者把尾骨想象成地毯拍子，用它好好地拍打一下多年没清理过的地毯。

然后将尾骨"挥"起来：想象它是一支油画笔或者毛笔，我们用它来画圈、画"8"字、画螺旋线，在想象的画布上尽情挥洒色彩。

还可以想象尾骨是一支写字笔，我们用它在想象的白纸上写下自己的名字。写完后，我们还要淘气地用笔尖将纸面刺穿。

想象尾骨是鲸鱼那宽大的尾鳍，上下摇动时掀起滔天巨浪。

最后进行尾骨的放松。想象尾骨上面有一个蒲公英的绒球，长长地吹一口气，小伞们就四下飞扬开来。

下肢与盆底的相互影响

从盆底出发向下，是腿和足。与上半身的脊柱一样，足部和膝部的运动也与盆底相互关联。我们已经知道，腿的屈伸会对盆底产生影响。同样的，腿的内旋或外旋也会对盆底产生影响：双腿内旋时，盆底的前半部分收紧，后半部分扩张；双腿外旋时，盆底的后半部分收紧，前半部分扩张。

足部运动又是如何影响盆底的呢？要想弄清这个问题，首先要了解足的三种姿势——中立位、内翻位和外翻位。当盆底处于平衡状态时，足可以自如切换三种姿势。在下面的练习中，我们将学习感受足处于不同姿势时坐骨结节和尾骨的反应。医学研究表明，许多足部和膝部问题实际上都是因盆底缺乏运动或处于不平衡状态导致的。

足部与盆底关联性感受练习

竖直站好，双脚间距与髋同宽，双膝微屈。

将脚向内侧倾斜（足外侧缘抬起，呈外翻位）。这时你会发现，骨盆前倾，两坐骨结节微微地相互远离，尾骨向后移动。

再将脚向外侧倾斜（足内侧缘抬起，呈内翻位）。这时你会发现，骨盆后倾，两坐骨结节微微地相互靠近，尾骨向前移动。

使两只脚在外翻位和内翻位之间来回活动，并问自己：哪个姿势感觉更舒服？

然后先使右脚外翻、左脚内翻，再使左脚外翻、右脚内翻，并问自己：哪个姿势感觉更舒服？

如果你更偏好于这两种足部姿势中的一种，说明你的左右髋骨处于不平衡状态，这个问题我们已经在"髋骨车轮感受练习"（见第32页）中谈过。即使存在不平衡也不必惊慌，在想象力的帮助下，你的神经系统会对身体进行必要的平衡校正。

最后，让脚和骨盆都回到中立位，结束练习。

每天多练几次，反复体会双脚与盆底的关联性。

坐姿盆底训练

盆底训练中有大量使用凳子或小球的坐姿练习。用小球练习既有趣又高效，可是球不能随时随地使用。凳子则不然，一张普通的木板凳就能帮我们很好地感受坐骨结节的运动——这对于成功完成坐姿练习非常重要。凳子的选择是关键，凳面要平，高度要使大腿刚好处于水平状态。盆底训练不适合在暄软的沙发上进行，坐在硬而平的凳子上，盆底的运动才能更加积极主动。

骶髂关节感受练习

坐在凳子上，令骨盆缓缓地前倾和后倾，这样整个躯干就以坐骨结节为支点前后摇晃。

先用右侧坐骨结节用力压迫凳面，再用左侧坐骨结节用力压迫凳面，体会两侧的力量是否一样。

将双手手指放在两个骶髂关节上（动作参见第30页图），这样既能感受到骶骨，也能感受到髂骨。骶髂关节的解剖学体表标志是一个小小的凸起。现在请你体会：当你把躯干的重量从一侧坐骨结节移到另一侧时发生了什么？两侧的运动幅度一致吗？有没有感觉到某一侧更灵活一些？

再令骨盆前倾和后倾，用双手感受骶髂关节处发生了什么，以及两侧的感受是否一致。

然后体会肩膀的感觉，有没有变得放松一些？

骶髂关节是整个身体保持挺拔的关键。此关节虽然活动度很小，但发生的细微运动却会对身体姿势影响很大。如果这个关键部位的状态得到改善，整个身姿就能变得更加挺拔。

骨盆姿势与盆底关联性感受练习

在这个练习中，请你像淘气的小孩一样前后摇晃身体，以激活盆底肌。

在凳子上坐好，然后使整个上半身前倾，体会盆底的扩张和两坐骨结节的相互远离。

身体回正，你会发现盆底又收缩了。

有节奏地重复上述动作至少12次，感受盆底的扩张与收缩。

现在，请你用坐骨结节的运动来引发骨盆的摆动。

用力将两坐骨结节向两侧分开，骨盆会因此前倾，上半身也会跟着前倾。

用力将两坐骨结节向中间靠拢，骨盆和上半身会因此后倾。

坐骨结节摆动练习

在凳子上坐好，先问自己一个问题：坐骨结节指向哪个方向？答案是，它们靠近身体背侧，并微微指向身体外侧，位于坐骨结节上方的坐骨棘则指向身体内侧。

因此，我们可以把坐骨结节当成骨盆的"后跟"。在我们的身体里还有很多这样的"后跟"，比如脊柱的棘突或脚的后跟等。现在，请你想象身体里的所有"后跟"都在下沉，这样的想象会使身体前侧更加挺拔。想象坐骨结节像两块沉重的石头一样陷入凳面。

将左侧坐骨结节抬离凳面，然后前后摆动。摆动要来自坐骨结节本身，就好像有轻风在吹动它。左脚后跟和脊柱的棘突们也随之轻摆。然后用手摸左侧坐骨结节，给它一些助力。

现在，请你更积极一点，把左侧坐骨结节想象成一把刷子，蘸上颜料尽情涂抹。

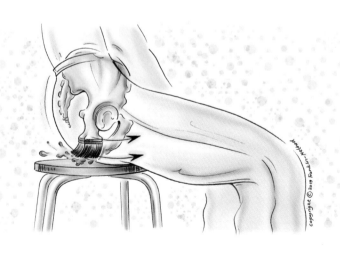

在"随风轻摆"和"潇洒挥毫"许多遍之后，请重新坐好，上半身重量落在两坐骨结节上。比较身体两侧的感觉。你很可能会感觉到左侧的肩、背和盆底都要放松一些。然后站起身来，比较一下双腿的站立稳定性。健身爱好者们还会欣喜地发现，腹部的左侧比右侧更加紧致。

为了令右侧也获得同样的效果，对右侧坐骨结节也请用同样的方法进行练习。

盆底神奇小球练习

这个坐在小球上的练习是对盆底的一大挑战，但这正是我们想要的，因为挑战越大、进步越大。

小球能激活骨盆内外的肌肉和关节，而身体想要保持一定的姿势和平衡需要这些肌肉和关节的弹性运动。在练习中使用两个小球的好处，在于两个坐骨结节可以各自位于一个小球上，骨盆两侧会因此拥有更多的活动可能性，肌肉和关节们也会因此受到更多的锻炼。如果没有小球，可用毛巾卷代替。

端坐在凳子上，将两个小球分别放在两侧臀部下面坐骨结节稍前的位置上。

先试着保持住身体平衡，然后令骨盆前倾、后倾各若干次。

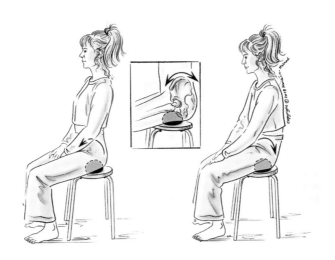

现在，是时候表演真正的杂技了！拿走左侧的小球，令身体在右侧小球上保持平衡。这意味着盆底肌、腹肌和背肌要承担起更多的工作。

前后摆动悬空的左侧坐骨结节。然后将左侧的小球重新放回，并拿走右侧的小球，令身体重新保持平衡，前后摆动悬空的右侧坐骨结节。

最后把两个小球都拿走，体会全新的坐姿感受——挺拔、稳固、盆底肌放松且充满力量。

球上俯身卷起练习

端坐在凳子上，将两个小球分别放在两侧臀部下面坐骨结节稍前的位置上。上半身慢慢前倾，直到完全伏在大腿上。

如此保持1分钟，舒缓地呼吸，手臂放松下垂，颈后部舒展。

然后坐骨结节发力向下压两个小球，并带动上半身抬起。抬起的过程要缓慢，保持手臂和肩膀的放松、下垂。

身体回正后，拿走小球，体验全新的坐姿感受。

盆底肌群

盆底肌群属于躯干肌群的一部分，组成非常复杂。盆底可以看作一张由肌肉和筋膜共同构成的富有弹性的网。这张网就像一张紧绷有力的吊床或蹦床，绷在骨盆构成的边框上，众多纵横交错的韧带为这张网进行了加固。感受这张网的主动运动，感受其中各肌肉的缩短或被拉长，是盆底训练的重要内容之一（参见第12页关于肌肉离心收缩和向心收缩的解释）。

在开始讲解具体的肌肉之前，我们有必要先来介绍一下盆底的基本结构。这样，即使你是完全不具备医学知识的门外汉，也能对盆底肌进行有的放矢的训练。

盆底诸肌层层相叠，排布成漏斗状，总体上可以被清楚地划分为两大块区域：一部分盆底肌构成了一个扇形，另一部分盆底肌构成了一个大大的三角形。扇形区的肌肉从尾骨处向前铺开成扇面。三角区则位于盆底的前半部分，介于两坐骨结节和耻骨之间。扇形区和三角区的肌肉协同工作，共同组成一个可以活动的"托盘"，在骨盆下口处升降、张弛。

三角区位于扇形区的前下方。在女性，尿道和阴道穿过这里；在男性，阴茎的根部埋藏在此处。

为了方便想象，轻松了解盆底诸肌，我将这两大区域的肌肉分别统称为"扇形区肌"和"三角区肌"。我将详细讲解这两组肌肉中的每一个重要成员，使每个人都能了解到盆底的复杂性。对初学者来说，这里有些肌肉的名字听起来有点古怪：在骨盆部位，你不会碰到像"肱二头肌"这样大家耳熟能详的名词，而是会碰到一些诸如"球海绵体肌""坐骨海绵体肌"之类的拗口名词，下面的学习中你将对此深有体会。

扇形区的外侧

扇形区肌源自尾肌，它们与结缔组织一起构成盆膈。这些肌肉的终点分布在耻骨盆面到坐骨棘之间，为了便于想象，下文中我描述它们是从尾骨向前铺开，形成一把扇子的形状。

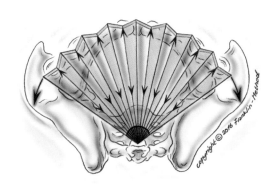

尾骨是这把扇子的扇钉（轴心），附着在此处的多对肌肉（包括肛提肌[①]和尾骨肌）的另一端附着在骨盆内侧的不同位点上。尾骨是这些肌肉的起点，既可以起到稳定的作用，又具有一定的活动性。

现在，让我们从外向内观察扇形区肌的组成。扇形区肌的最外缘还有一对从骶骨出

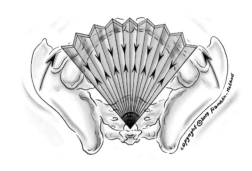

发穿过骨盆止于股骨的肌肉，叫作"梨状肌"。梨状肌不属于盆底肌，但是它对盆底的状态有极大影响（参见第66页）。

梨状肌的内侧是一对尾骨肌[②]，它一端附着在骶骨和尾骨的两侧，另一端附着在坐骨棘上。尾骨肌可以令骶骨和尾骨的位置发生微小的改变，这意味着它对腰部负荷状况有影响。所以，要想远离腰骶部疼痛，请好好呵护这个肌肉。

尾骨肌的内侧是髂尾肌。髂尾肌的起点在髂骨上，而髂骨又是构成髋臼的成员之一，由于肌肉能使所附着的两块骨相互靠近，所以，在尾骨肌的帮助下，髂尾肌能使尾骨向髋关节方向移动，或者使髋关节向尾骨方向移动（这种情况很

---

① 肛提肌包括髂尾肌、耻尾肌和耻骨直肠肌。

② 又叫"坐尾肌"或"坐骨尾骨肌"。

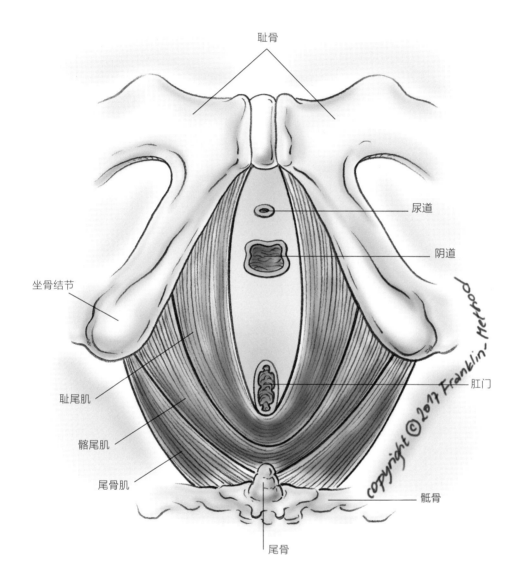

耻骨

尿道

阴道

坐骨结节

耻尾肌

髂尾肌

尾骨肌

肛门

骶骨

尾骨

copyright © 2017 Franklin-Method

少见）。总之，髂尾肌能使髋关节与尾骨之间的距离发生变化。顺便插一句，狗夹起尾巴就是使用了它的髂尾肌。如果髂尾肌和尾骨肌紧张，髋关节就会紧张，活动受限。所以，放松这两种肌肉有助于预防髋关节炎。

在后面的练习中，我们将针对尾骨肌和髂尾肌的力量和弹性进行训练。

肌丝滑行学说

当我们观想肌肉时，注意力的集中程度与关注的位点是否正确以及运动由哪里引发同样重要。想象可以使训练事半功倍，这些想象中就包括对肌丝滑行的想象。

肌肉由成束的肌纤维组成，肌纤维就是肌细胞。这种细胞内含有大量的蛋白质长链，即所谓的"肌丝"。肌丝分为粗肌丝和细肌丝，若干条粗肌丝和细肌丝有规律地平行排列组成肌原纤维。肌丝的排列方式使肌原纤维表面形成多个明暗相间、规律排列的单元，每个单元包括一个完整的暗带和暗带两端各半个明带，这样一个单元叫作一个肌节。明暗带的存在使骨骼肌表面呈现出规则的明暗相间的横纹。肌节内部，细肌丝沿粗肌丝的相对滑动使肌肉在宏观层面上发生收缩，但肌丝本身并没有缩短。细肌丝向肌节中央滑行（相向滑行）时，肌节的两端会相互靠近，肌节缩短，整块肌肉也就缩短了。而肌肉伸长就是细肌丝从肌节中央向两端滑行（相背滑行）。

将这个理论转化成头脑中的画面对我们的训练非常有帮助。从蛋白质层面上来说，肌肉收缩并不是肌蛋白质本身缩短，而是细肌丝在相向[1]滑行。所以这种运动叫作"肌丝滑行"。其中，肌肉收缩是细肌丝在相向滑行，肌肉伸长是细肌丝在相背滑行，肌肉长度不变是细肌丝没有滑行。这种构造的好处在于，在强烈收缩甚至收缩到最短时，肌肉也不会丧失灵活性和弹性。所以，我们要赶快抛掉"夹紧"或者"绷紧"肌肉的想法，而是始终想象着肌肉深处的细肌丝发生了相向滑行。

---

① 所谓"相向"，指互相向着对方的方向。

肌丝滑行想象练习

本练习采取站姿或坐姿均可。先将左手搭在右侧三角肌[①]（位于右肩上外部）上。举起右臂时，这个肌肉收缩，或者用新的术语描述，肌肉内部的细肌丝相向滑行了；放下右臂时，这个肌肉舒张，或者用新的术语描述，肌肉内部的细肌丝相背滑行了。

请在练习的同时想象着三角肌内部正在发生的肌丝滑行。

重复上述运动过程10次。即使渐渐感到吃力，也要坚持将想象与动作结合起来，这样才能切实达到训练效果。

现在，将双臂垂于体侧，比较两侧三角肌的感觉——右肩可能感觉更加放松。如果同时举起双臂，右臂也许能举得更高，而且举得更轻松一些。也就是说，即使你刚刚只想象了三角肌，整个右臂都会变得轻盈、放松、舒展。三角肌的力量得以增强，支持右臂轻松举起，因为这个肌肉处于神经系统更好的控制之下了。在这个练习中，通过正确的想象，我们一举多得，同时获得了力量、灵活性和放松，不仅节省了锻炼的时间，还保护了关节。

接下来，请对左侧三角肌进行同样的练习。

髋关节灵活性练习

竖直站好，双脚间距与肩同宽。双手分别触摸右侧髋关节和尾骨，想象二者之间的联系（即右侧髂尾肌）。

想象一股能量从右侧髋关节释放，沿着右侧髂尾肌流向尾骨，这股能量不仅提高了右侧髂尾肌的张力，还使右侧髂尾肌变得更加柔软和富有弹性。这股能量令右侧盆底更加放松，从而提高了右侧髋关节的灵活性。

现在，请你想象尾骨和右侧髋关节在相互靠近，连接二者的髂尾肌内部在发生肌丝的相向滑行。

---

① 三角肌是位于肩关节处的一个独立肌肉。本书第45页提到的三角区肌是本书作者为形象化区分盆底的两组肌肉而自行定名的概念，包括会阴深／浅横肌和球海绵体肌、坐骨海绵体肌。

短暂休息后，请想象尾骨和右侧髋关节又彼此远离，右侧髂尾肌内部的肌丝相背滑行。

重复上述过程若干次，然后比较骨盆两侧的感觉。

交替高抬双腿，通常来说，你会发现双腿在灵活性和站立稳定性方面存在明显差异。

扇形区的中央

髂尾肌内侧是耻尾肌。耻尾肌的两端分别附着在尾骨和耻骨盆面上。

耻尾肌内侧是耻骨直肠肌。耻骨直肠肌起于耻骨，两侧肌纤维有部分在直肠后方交会，形成一个"U"形的环套，参与排便控制机制。这个环套又通过肛尾韧带被固定在尾骨上。耻骨直肠肌是扇形区肌的最内侧部分。

扇形区肌从膀胱下侧通过，在男性还经过前列腺侧面，在女性则经过阴道侧面，并且与这些器官的部分结缔组织和肌肉交会。具体来讲，扇形区肌的最内侧部分与前列腺的被膜、阴道的侧壁以及肛门外括约肌相互交会，还有少数

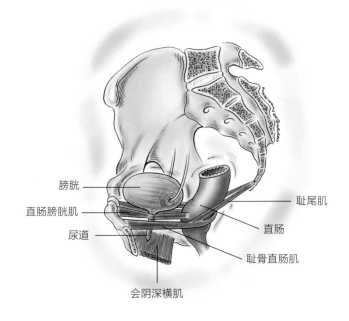

膀胱
直肠膀胱肌
尿道
会阴深横肌
耻尾肌
直肠
耻骨直肠肌

肌纤维汇入直肠壁。男性前列腺与肛门之间还有平滑肌与扇形区肌交会。

扇形区肌激活练习

以坐姿对扇形区肌进行观想，感受它的弹性、伸展性和强大的收缩能力。

吸气，想象"扇子"正在展开（扇形区肌舒张）；呼气，想象"扇子"正在合拢（扇形区肌收缩）。

屈曲髋关节，骨盆带动上半身前倾，这会使"扇子"展开。继续前倾，直到"扇子"被展开到最大。然后恢复端正坐姿，感受"扇子"的合拢。除了感受，你还可以尝试主动收缩扇形区肌。

使骨盆后倾，"扇子"会进一步合拢。

恢复端正坐姿，"扇子"又稍稍展开。

多次重复上述过程，直至你能切实地感觉到扇形区肌像扇子一样自如地开合。

大三角区

上面讲到的扇形区上有一个"漏洞"，在它中央靠前的地方有一个缺口，这个缺口必须能被很好地封闭，因为此处有阴道（仅在女性身上）和被尿道括约肌环绕着的尿道通过。

于是在这片区域，另外一些肌肉和结缔组织①共同构成了一片叫作"尿生殖膈"的结构，它像一块三角巾一样绷在坐骨结节和耻骨之间，形状能让人联想到三角衣架。这片区域因此也被称为"尿生殖三角"，它的形状像一个被削去了前尖的三角形。这片区域的肌性部分主要是会阴深横肌。与扇形区相比，大三角区的位置更靠身体前侧，而且更表浅，肌束是横向走行的。会阴深横肌收缩时，盆底的前半部分上抬，两耻骨和两坐骨结节相互靠近。

肛门位于大三角区后方。在大三角区内，女性有阴道和尿道通过，男性有

---

① 具体地说，尿生殖膈由上、下筋膜及其间的会阴深横肌和尿道括约肌共同组成。

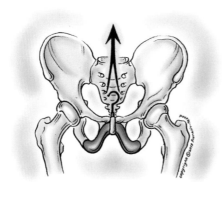

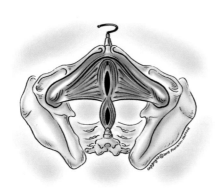

尿道（兼具排精和排尿功能）通过。男性尿道周围还环绕着尿道括约肌，可以封闭尿道。在女性，尿道和阴道周围共同环绕着一圈尿道阴道括约肌。大三角区主要由横纹肌构成，也就是说，这些肌肉可以受人的主观意志控制（但需要稍加训练）。

　　大三角区内也存在受自主神经系统控制的平滑肌。这些肌肉同样可以在盆底训练中得到锻炼。它们对压力的反应很敏感，但与横纹肌不同的是，压力会使它们松弛。因此，如果想使这部分肌肉变得强健，我们应该采取与锻炼横纹肌相反的措施，在平静的呼吸中进行盆底训练。

　　肛门外括约肌环绕在直肠末端，位于肛门两侧的肌束在肛门前方和后方交会。肛门后的肌肉交会处通过肛尾韧带与尾骨相连。肛门收紧时，尾骨被向前牵拉，引起骶骨的后仰和腰背部的弓起。因此，挺直背部和收紧肛门是无法一起进行的。如果你不是恰好在利用工作时间偷偷读这本书的话，尽可一试。

　　女性盆底上的开口比男性的要大，这不免让人产生一个疑问：女性的盆底是否因此而比男性的薄弱？如果你把弹性和灵活性当作弱点的话，那么答案是肯定的。这很容易理解，女性的尿失禁问题也因此被认为几乎是理所当然的。然而，孕妇的盆底不仅要承受自身内脏的重量，还要承受胎儿的重量，这可是男性从未曾尝试过的挑战。所以，对二者进行比较没有什么价值。如果联想到水至柔而无坚不摧的道理，那么我们不禁要问：紧张、痉挛现象并不少见的男性盆底，真的比女性盆底强健有力吗？

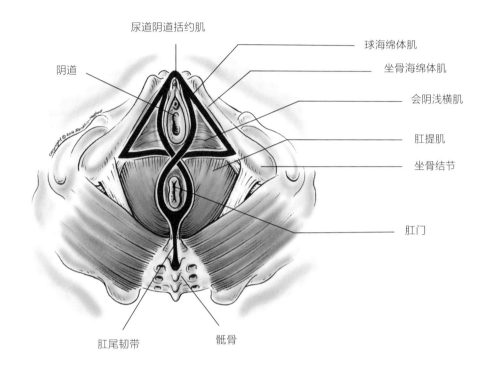

尿道阴道括约肌

阴道

球海绵体肌

坐骨海绵体肌

会阴浅横肌

肛提肌

坐骨结节

肛门

肛尾韧带

骶骨

大三角区感受练习

用我们已经熟知的双脚分开的姿势站好，观想位于耻骨和坐骨结节之间的大三角区肌肉（即会阴深横肌）的运动。

屈曲双腿，感受大三角区的扩张，肌肉内部的肌丝在相背滑行。然后伸直双腿，感受大三角区的收缩，肌肉内部的肌丝在相向滑行。

然后请想象，双腿的运动是由大三角区的肌肉引发的：大三角区扩张导致骨盆下降；大三角区收缩，骨盆又被向上抬起。

你可以想象骨盆下面有一块飞毯，它具有将骨盆上抬的力量。不过"毯"字容易让人联想到灰尘。既然想到了户外，不如把会阴想象成一个风筝：屈腿时，风筝载着骨盆向下；伸腿时，它又载着骨盆向上。全神贯注地体会会阴处风筝的托载力。

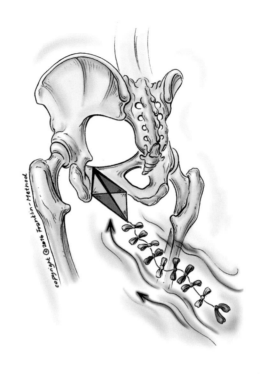

如果感觉这样太风平浪静了，你可以提高能量等级，想象大三角区是一座火山，它喷薄而出的能量将人向上托起，骨盆里会因为这个想象真的变得热乎乎的。

请在日常生活中寻找那些可以运用想象锻炼大三角区和扇形区肌肉的活动，并试着用这两部分肌肉尽可能引发身体其他部位的运动。这其实就是最好的盆底训练方式。如果能够将锻炼融入日常，你的肩和背将同时受益，因为强健的盆底能使肩和背免于承受错误的负荷。

小三角区

尿生殖膈表面还有三块肌肉，分别是坐骨海绵体肌、球海绵体肌和会阴浅横肌，它们构成了盆底的最外层。形象化地描述，就是大三角区上面还盖有两个小三角区。[1]

　　球海绵体肌起自会阴中心腱。女性的球海绵体肌环绕着阴道口，男性的球海绵体肌环绕着阴茎根。此肌位于肛门外括约肌的前方，与之共同组成一个"8"字形的肌肉环。所以，此肌也将肛门外括约肌与尿道括约肌（女性为尿道阴道括约肌）连接起来。

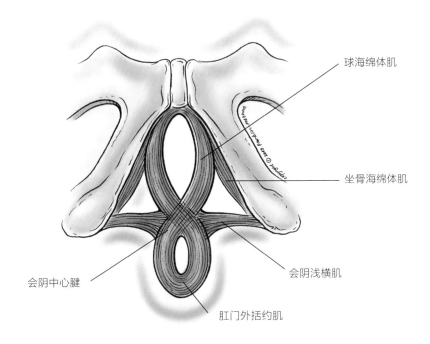

球海绵体肌

坐骨海绵体肌

会阴浅横肌

会阴中心腱

肛门外括约肌

　　位于肛门前方的"8"字形肌肉环的中心就是会阴中心腱[2]，此处是盆底的核心位置。层层叠叠的肌肉和结缔组织在这里交会。这里是盆底力量的汇聚点，是中医学中的会阴穴所在处，是急救时用来进行生命复苏的位置，也被认为可能是根轮所在之处。

———————————

[1] 按照作者的意图，大三角区的肌性部分是片状的会阴深横肌，小三角区只有肌性的边框，三条边分别为条状的坐骨海绵体肌、球海绵体肌和会阴浅横肌。大三角区和小三角区上下相叠，共同构成位于盆底前半部分的三角区。

[2] 位于狭义会阴（见下页脚注）深面的腱性结构。多个盆底肌附着于此，有加强盆底的作用。女性的会阴中心腱较大，有弹性和韧性。

为了将会阴中心腱所在位点与整个会阴①部位区别开来，我把此处称为"会阴中心点"。如果对此处进行刺激和锻炼，你会感觉它能将整个上半身轻巧地托起。女性的这个位点比男性的更为发达和多功能，比如在分娩时，它能帮助引导胎头的方向。可是在分娩过程的末期，此处经常要被切开（即所谓的"会阴侧切"），以避免会阴撕裂。无论是进行了会阴侧切还是发生了会阴撕裂，最重要的是要尽可能保证盆底各层愈合良好、不留瘢痕。正确的产后恢复体操、意念疗法和触摸疗法都可以起到一定的作用。

男性的球海绵体肌能挤压尿道，与尿道括约肌一起将尿道内的尿液或精液间歇式地排出体外。女性分娩时，胎头要通过球海绵体肌所围成的阴道口，就像一个皮球通过一个弹力十足的套环，这时球海绵体肌将发生极度扩张。如果身边恰好有件高领毛衣，你可以重温一下出生的感觉：假设领子就是球海绵体肌，脑袋穿过领子时领子被撑大就好比这块肌肉被极度拉伸了——这个办法简单地再现了胎头娩出时的情景。

女性的坐骨海绵体肌比球海绵体肌细小，沿坐骨结节内缘向前行至阴蒂处。男性的坐骨海绵体肌更强健些，与阴茎海绵体相连。此肌构成小三角区的侧边，能够影响会阴部位的张力。如果把大三角区想象成一张蹦床，坐骨海绵体肌就是蹦床边帮忙增加张力的助手。在性生活中，此肌也发挥着一定的作用：两侧的坐骨海绵体肌均通过结缔组织与阴蒂或阴茎根相连，性器官运动时，它们会牵动坐骨结节向前，使骨盆处于更理想的位置——我们的身体构造设计得就是如此巧妙。

小三角区的底边是我们前面提到过的会阴浅横肌。这对肌肉横亘在肛门前方，连接起两个坐骨结节，有助于整个盆底三角区张力的提高。会阴浅横肌能将两坐骨结节相互拉近或使其相互远离。所以，锻炼三角区的肌肉能提高性生活质量也就不足为奇了。

有一个常识很少为人所知，那就是肌肉其实是人体非常重要的感觉器官。在身体的某些地方，比如会阴，肌肉内分布着大量的神经末梢。身体为会阴部位慷慨地配备了大量的感觉神经末梢。通过配合着想象的有意识的练习，这些

---

① 会阴的概念有广义和狭义之分。广义的会阴指盆膈以下封闭骨盆出口的所有软组织，呈菱形，边界与骨盆下口一致。狭义的会阴指外生殖器与肛门之间的区域，表面为皮肤及皮下脂肪，内层为会阴中心腱。

神经末梢将变得更加灵敏。

会阴中心点感受练习

以站姿观想会阴中心腱所在位置，即肛门前方的会阴中心点。请想象能量在这里积聚。深呼吸，想象着气流自上而下抵达此处。像排水口处水流形成的旋涡一样，能量以会阴中心点为中心环流不息。

会阴中心点在渐渐苏醒。起初只是微微地闪烁几下，然后发出明亮的光芒，就像一盏灯，火焰跳动几下后大放光明。

想象会阴中心点在呼气时向上浮动，就好像你可以用呼气的气流提起会阴中心点，并向肚脐方向牵拉它。

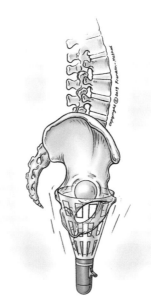

与此同时，令尾骨下沉、脊柱舒展，想象会阴中心点和尾骨之间的相对运动：呼气时，会阴中心点抬起，尾骨下沉；吸气时，会阴中心点又轻柔地下降，尾骨抬起。

如果不喜欢上面这个想象，可以换一幅画面：想象会阴中心点上有一个球，你在用力颠动它。你可以把会阴想象成右图中那个颠球的道具。

尾骨周边空间拓展练习

盆底三角区为什么有时存在张力过低的问题呢？原因之一是盆底后半部分过于紧张。我们可以通过想象尾骨周围的肌肉在放松、肌肉内部的肌丝在相背滑行来改善这种情况。在想象前可以摸一下尾骨，找到它的位置。

想象尾骨被一层蜡包裹着，尾骨发热，包裹着它的蜡在熔化、在流淌。如果原本感觉尾骨处很紧，如此想象之后，那里应该变得宽松了许多。接下来，请想象两耻骨之间的肌肉在收缩，肌肉内部的肌丝在相向滑行。

模拟盆底结构

如果对你来说，观想盆底肌是一件很困难的事情，那么我建议你召集几个朋友，共同模拟一下盆底的结构。这需要至少四个人和几条弹力带（也可以使用围巾或长布条）来搭建一个放大版的盆底。如何搭建盆底模型呢？首先由一个人来扮演尾骨，她对面的一或两个人扮演耻骨，两侧各一人扮演坐骨。

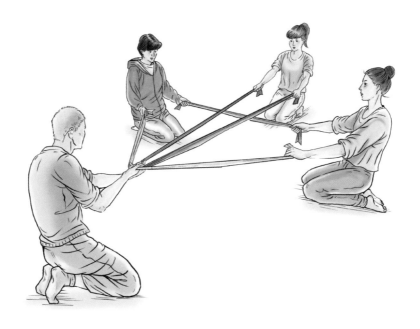

这样我们就建立起了骨盆的骨架，然后"肌肉"（弹力带、围巾或长布条）就能"附着"在上面了。从"尾骨"处发出的若干条"肌肉"呈辐射状被拉向"坐骨"和"耻骨"。两"坐骨"之间拉起的横向的"肌肉"的中点处即为会阴中心点。

卧姿盆底训练

卧姿盆底训练比站姿和坐姿盆底训练益处更多。我们知道，万物皆受重力影响，我们的内脏器官当然也不例外。站立时，这些内脏器官处于盆底上方，会向下压迫盆底。仰卧并用小球将骨盆垫高，就能在一定程度上扭转这种局面，因为在这种姿势下，盆底和膀胱比其他脏器的相对位置要高。尤其在治疗尿失禁问题时，这个姿势会使盆底不再受到膀胱压迫。

下面的练习中有几个需要用到小球。将小球放在骨盆下方，可以消除重力对盆底的影响。

卧姿盆底训练的第二个好处是可以把双腿当作杠杆[①]，主要利用盆底发力来引发双腿的运动。

卧姿盆底训练还有一个好处，就是能帮你更好地集中注意力。

练习时要选择较硬的地垫（可以在地板上铺一个瑜伽垫），相对于软垫，它有助于增强你对运动的感受。

在接下来的第一个练习中，我们将比较运动由盆底肌引发和由髋肌引发的区别。虽然在本章节的其他练习中这两组肌肉都参与了运动，但是我们要始终坚持把注意力放在感受盆底肌上，这会对训练效果产生极大影响。

完成下列练习之后，如果你的双腿微微打颤，说明你的盆底肌还不习惯于这样的主动运动，有些不堪重负。即使你曾经进行过其他课程的盆底训练，现在同样可能产生劳累的感觉，因为在从前那些训练中，你的盆底肌可能只发生了被动运动。现在你会发现，用盆底肌引发运动（即盆底肌进行主动运动）会将你带入一个全新的境界。

需要注意的是，进行某一项练习时，开始时的重复次数可以少一点，比如3次，但要坚持每天练习。3周后，可以将重复次数从3次提高到5次。

---

① 一根直的或弯的硬棒在力的作用下绕固定点或轴转动，并克服阻力做功，这根硬棒就叫作杠杆。在人体中，坚硬的骨就相当于硬棒，如果它在肌肉拉力的作用下绕关节转动，并克服阻力做功，就可被称为骨杠杆。（根据李世昌主编的《运动解剖学》）

大三角区主动运动练习

仰卧，双膝支起，将两个小球或一个毛巾卷垫在骨盆下面。小球（或毛巾卷）的位置以能够恰到好处地支撑起骨盆且腰椎要仍能保持着天然的曲度（绝对不能过度前凸）为准。要想保持身体的稳定，关键是要将两个小球放在骨盆的靠下位置并且相距足够的距离。

大腿向外展开，双手放在膝部内侧，在脑海中观想盆底大三角区的形状（参见第53页图）。

请想象大三角区在逐渐缩小，三角形的两条侧边在相互靠近。你会发现，两坐骨结节在靠拢，双腿因此而稍稍抬起。注意保持流畅的呼吸和肩部的放松。

然后，请想象大三角区在逐渐扩大，你的双腿会因这种想象而慢慢向两侧下沉。

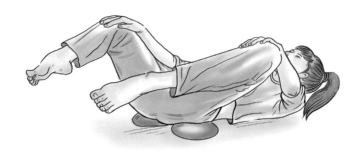

这是通过大三角区的肌肉运动引发的双腿的抬起和落下。

重复上述运动过程3～7次。

能够对身体状况进行正确的自我评估很重要。尤其在训练初期，不要过度训练。少量、放松、流畅地完成运动，比多次、紧张、断续地完成运动，效果要好得多。运动的同时想象肌肉内部肌丝的相向和相背滑行，特别有助于增进训练效果。

拿走小球，稍作休息，体会盆底的感受。通常来说，练习后，你会感觉盆底更为放松和温暖。盆底获得足够的放松后，腰部也会更灵活和舒展。

小三角区双侧主动运动练习

与上一练习采取同样的起始姿势。

现在，让我们把关注点放在小三角区。这个区域内的肌肉虽然相对较小，但仍能给身体提供很多动力。

请把小三角区的肌肉想象成细长的小气球，它们能帮助双腿抬起。首先想象这些肌肉在收缩，它们内部的肌丝在相向滑行，这种想象会带动你的双腿稍稍抬起。你也可以想象这些肌肉在收缩时慢慢变粗，就像气球正在充气一样。(叫这些肌肉为"海绵体肌"不是没有道理的。) 然后，请想象小三角区的肌肉在舒张，肌丝在相背滑行，你会发现双腿又向两侧稍稍下沉。

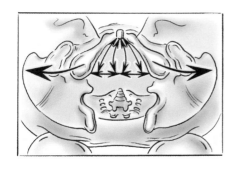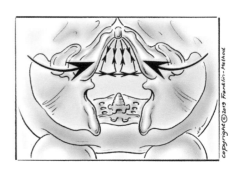

这是利用小三角区肌肉的运动引发的双腿的抬起和落下。

重复上述运动过程3 ~ 7次。

男性朋友们还可以尝试用阴茎根的运动来引发腿的升降，女性朋友们还可以尝试用阴唇的运动来引发腿的升降。

有的练习者反馈说，他们只感觉到了臀肌的收紧，没有感觉到盆底肌的活动。这种感受在训练初期是完全正常的。重要的是，你要全神贯注于目标肌肉，想象着是它们引发了运动。在日复一日的练习后，腿部的运动就会真的由盆底肌引发，双腿会感觉非常轻盈。如果只让髋关节处的肌肉来引发运动，你会感到髋关节处压力巨大，双腿异常沉重。

小三角区单侧主动运动练习

将两个小球放在骨盆下。小球的位置以能够很好地支撑起腰背部且腰椎不过度前凸为准。起始姿势如上一练习，只是要将双手放在左腿上。然后将注意力集中于盆底，开始想象左右排列的两个小三角区。

利用盆底的力量，慢慢使屈曲的右腿向身体外侧下沉，这时盆底的右侧小三角区在扩张，想象此处海绵体肌内的肌丝在相背滑行。这是对此处肌肉的离心收缩训练，可以大大增强肌肉的力量。右腿要慢慢下沉，以获得最好的训练效果。

然后主动收缩右侧小三角区，使右腿重新抬高。想象这个三角区在变小，肌丝在相向滑行。这是对右侧小三角区肌肉的向心收缩训练。

现在，请把手指放在两坐骨结节之间的部位上，感觉一下那里的肌肉是紧张的还是松弛的。如果是松弛的，说明刚才腿的运动完全是由髋肌执行的。如果出现这种情况，请你务必把注意力集中在小三角区的肌肉上。

重复上述动作过程3～7次，然后比较盆底左右两部分的感觉。

伸直双腿，体会受到锻炼的一侧是否更加放松且强健有力。

用同样的方法锻炼另一侧。

单腿伸展下降练习

双膝屈曲的卧姿盆底练习坚持两周后，就可以伸直双腿进行训练了。伸直的双腿就像加长了的杠杆，这等于在盆底上增加负荷来进行训练。

下面的练习与前面的基本一样，只是腿部下降时改为伸直姿势，这样产生的更大的杠杆效应可以使盆底得到更高强度的锻炼。

屈起左腿，伸直右腿，并尽可能将其向上举至与地面垂直，双手扶住左膝，使左腿保持稳定。

慢慢放下右腿。在这个过程中使右腿稍稍外旋，这样盆底三角区的肌肉必须更大幅度地伸展，从而得到更大程度的强化。会阴浅横肌（参见第55页）和会阴深横肌（参见第52页）此时进行的是离心收缩。想象着是三角区的肌肉引发了腿部的运动，尤其是右侧小三角区的肌肉（它们的收缩和伸展幅度远大于左侧）。对肌肉内部肌丝滑行的想象，有助于我们保持放松状态。

再次抬高右腿并小幅度内旋，以收紧盆底三角区。始终坚持想象运动是由盆底肌引发的。会阴浅横肌和会阴深横肌正在进行的是向心收缩，肌丝在相向滑行。

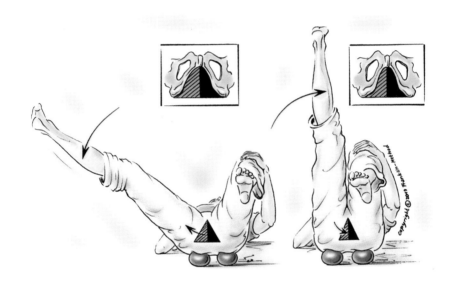

重复上述动作过程3 ~ 7次。然后将双腿同时举高并伸直，慢慢向身体两侧下降，比较一下盆底左右两部分的感觉。

换另一侧进行同样的练习。

刚开始练习时，你可能感觉完全无法用三角区的肌肉发力。但在多次专心致志的练习后，你很快就能具备这个能力，将髋肌解放出来。盆底三角区肌肉的强健有力，正是髋部得以灵活的奥秘。

双腿伸展下降练习

仰卧，将两个小球放在骨盆下，使骨盆获得良好的支撑，盆底微微朝向天花板。

伸直双腿，并排举至与地面垂直，膝关节不要过伸，腿部肌肉不要过度紧张。

同时向两侧慢慢放下双腿。这时，除了盆底三角区的肌肉外，你还需要用到腹肌的力量。盆底薄弱时，这样做能保护背部。

再次将双腿举高，这个动作要由盆底大三角区的肌肉来引发。试着在用力呼气的同时使两坐骨结节相互靠近。

放下双腿时，用盆底肌的力量对这个过程进行控制，绝对不要任其自由下落。肌肉内部的肌丝在缓慢地相背滑行时可以产生强大的力量。

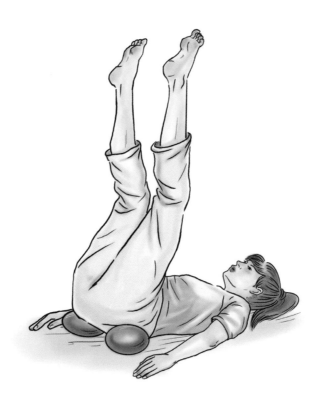

双腿下落到略感吃力的高度时，再次向上举起。在这个过程中，想象两个坐骨结节是两块相互吸引的磁铁。（关于如何激活盆底肌，就像我们说过的那样，想象没有边界，你还可以想象你在用两个坐骨结节挤海绵、摘苹果或者接球。）

接下来，请想象扇形区的肌肉，请通过合拢"扇子"（使坐骨结节、尾骨、耻骨相互靠近）来引发双腿的上举动作。令尾骨主动向耻骨移动，这样能激活耻尾肌。练习过程中，臀大肌要尽可能保持放松（如果你确实在用盆底肌引发运动，保持臀大肌的放松很容易做到）。

如果在举腿的同时使双腿稍稍外旋，两坐骨结节就会相互靠近，举腿动作会变得比较轻松。我建议，你在举腿的同时内旋和外旋两种情况各尝试一次，比较一下不同的发力感觉。

然后再体会一下盆底肌不发力时举腿的感觉：这时是髋肌在引发运动，腿部应感觉十分沉重。

最后做一次由盆底肌发力的举腿动作，然后拿走骨盆下的小球，双腿向两侧放下，感受盆底处的温暖和活力。

几分钟后，请站起来，做各种腿部动作，如屈膝、走来走去、弯腰捡东西等，体会一下盆底的新感觉。你会感觉到动作明显变得轻盈和富有弹性了。

坐骨结节主动前行练习

本练习针对较高阶的盆底练习者。我们将练习卧姿时如何利用坐骨结节来引发骨盆的运动。这个动作有一定的难度，因为在日常生活中，我们已经习惯于腿部引领骨盆进行运动。然而在本练习中，腿在髋关节处保持不动，是骨盆发生了运动。腹斜肌和腰方肌将与盆底肌协同工作，因此也会得到锻炼。

将两个小球放在骨盆下方的老地方，双腿向身体两侧伸展开来，用左侧坐骨结节和右侧坐骨结节轮流带动骨盆向前移动。

注意保持呼吸的流畅，腰腹部不要前凸，想象有根绳子在牵拉着两个坐骨结节交替前行。

练习12次后，拿走小球，体会这个练习给盆底和背部带来的变化。

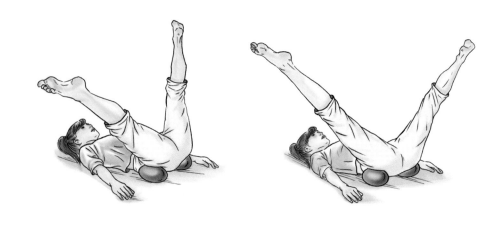

盆底的最外层

有几块肌肉可以影响盆底的功能，但它们却不属于盆底扇形区肌。它们是位于身体深处的髋关节外旋肌群，主要包括闭孔肌（闭孔内肌和闭孔外肌）以及本书第46页提到的梨状肌。这些肌肉的止点均位于骨盆之外的股骨大转子上。梨状肌从骶骨出发斜行至股骨，闭孔内肌则起于骨盆内面、闭孔[①]之前，然后绕着坐骨结节形成一个扭转。

我们可以想象双腿是借助梨状肌挂在骶骨上的，行走时双腿的摆动经梨状肌传递到尾骨和骶骨，有助于双腿和脊柱的协调运动。如果梨状肌挛缩，骶髂关节处就会发生扭曲和卡死。如果一侧梨状肌比另一侧梨状肌紧张，会对骶骨产生一个扭转力。

梨状肌从坐骨大孔[②]中穿过，几乎将其填满，但肌束的上方和下方还存在空隙，即所谓的"梨状肌上孔"和"梨状肌下孔"。大名鼎鼎的坐骨神经就是从梨状肌下孔穿过坐骨的，因此，这条神经可能受到梨状肌的压迫。

---

① 指人体骨盆前下方由耻骨支与坐骨支共同围成的一对卵圆形大孔。
② 指坐骨大切迹与骶结节韧带、骶棘韧带围成的孔。

梨状肌感受练习

先找到股骨大转子的位置，它就在骨盆侧面、髂嵴下方大约一掌宽处（这个位于大腿外侧的骨性突起很容易被扪触到）。从股骨大转子出发向后上一直到骶骨，用手抚摩多遍。

然后对股骨大转子进行抚摩，使它逐渐"软化"。

用双手扪触骶骨两侧靠下的部分、梨状肌起点所在处。由于微微凸起，所以这个位点很容易找到，但需要你的身体足够灵活。

想象梨状肌的肌束走向，让你的意念从股骨大转子徜徉至骶骨；想象有一束激光从股骨大转子发出，射向骶骨的盆面，你能想象出骶骨盆面被激光照射到的位置吗？

现在，请借助呼吸来唤醒两块梨状肌。吸气时，想象着气流与意念一起抵达股骨大转子；呼气时，让气流和意念顺着梨状肌到达骶骨。

重复上述练习3～7次，然后甩几下手，屈伸一下髋关节，再走上几步，比较一下两侧髋关节的感觉，再体会一下盆底的感觉。如果成功实现了梨状肌的放松，你会感觉到脊柱内和盆底获得了极为舒适的向上的推动力。

你可以一边走路一边想象腿在后摆时梨状肌有弹性地伸展（如果此肌没有弹性，腿的后摆会把骶骨粗暴地向前拉扯），想象着股骨是挂在骶骨上的，并渐渐融化向下流淌，随着每一步的迈出，腿部和骨盆所有肌肉的肌丝都在流畅地滑行。

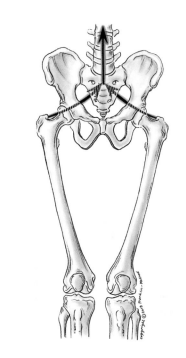

梨状肌抚摩方向以及对脊柱产生的影响

闭孔肌

久坐会使闭孔肌紧张、骨盆前倾、盆底处于持续拉伸状态，盆底肌的力量难以得到加强。

闭孔肌能使大腿外旋，它们的挛缩会造成骨盆前倾。如果闭孔肌有足够的弹性，骨盆就能保持端正，力量就可以和谐地从大腿传递到骨盆，盆底自然也就张力十足了。

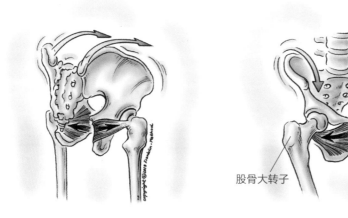

股骨大转子

下面这个练习能帮助你放松闭孔肌。

闭孔肌拉伸练习

仰卧，骨盆下面放两个小球，以更好地支撑腰背部。双腿屈曲抬起，微微外旋，并尽可能地贴近上半身，膝关节处保持放松。

请将注意力集中在闭孔肌上。双手扶住左腿，慢慢放下右腿，直到整个脚掌落在地面上。右腿下落时要逐渐内旋。想象着闭孔肌内部的肌丝在相背滑行。

右腿重复上述练习3 ~ 7次。然后将两只脚都放在地面上，你一定能感受到骨盆左右两部分的差别。试试轮流屈曲髋关节，你会感觉到两侧明显不同。

换左腿重复上述练习。

能量在盆底扇形区的流动

肌肉内部的能量流动是盆底整体性训练的一大奥秘。正如第48页提到的那样，想象肌肉内部的肌丝在滑行绝对要比想象肌肉绷紧成一整块要有益于健康。本书下面要介绍的"能量流"概念并不来自针灸学中的经络理论，而是来自意动法的意象运动线理论和身心平衡技巧的思想。但能量流动这一理念确实与经络理论中的"气血运行"说法不谋而合。

我们可以将盆底的能量流构成的网络想象为花朵形状。这不奇怪，因为位于盆底的根轮，其标志就是一朵四瓣莲花（参见第18页）。我们体内的能量流动很像河水的流动——河水在河床中并不是完全向同一个方向流动的，遇到障碍物时，部分水流会改变流向，能量在体内的流动也是如此（这张非常有帮助的图片来自我的学生伊丽莎白·奥伯哈默）。

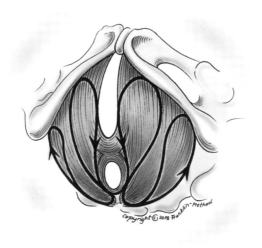

当盆底的能量流可以被感知和激活时，它将对盆底力量的增强起到重要作用。你可以想象流动在盆底肌中的能量形成了一张网，这样可以使盆底诸肌在功能上形成一个整体，拥有出色的承托能力。

盆底的能量流甚至会影响腿部的静态和动态姿势。如果我们将能量流的所有路径同时缩短，腿部活动就会受限。如果能量处于平衡、和谐的流动状态，腿部就会很灵活。所谓"平衡"，意味着每一个方向的能量流都有它的反向能量流，而且二者强弱均等，这样身体的力量才能被充分发挥出来。

盆底能量的流动特点很符合东方的阴阳理论。所谓"阴阳"，是指事物具有的性质相反的两面。

盆底能量流动的方向如下：

1. 梨状肌的能量流从股骨大转子流向骶骨；

2. 闭孔内肌的能量流从股骨大转子绕坐骨结节流进骨盆；

3. 尾骨肌的能量流从尾骨流向坐骨棘（对这股能量流的想象可以放松浅层臀肌，使屈髋动作变得轻松）；

4. 髂尾肌的能量流从髂骨流向尾骨；

5. 耻尾肌内具有双向能量流，外层从尾骨流向耻骨，内层从耻骨流向尾骨。

能量在盆底三角区的流动

对盆底三角区内能量流动的想象有助于股骨头与髋臼的精准吻合（因为这会产生一个向耻骨方向的"吸力"）以及会阴中心点处力量的增强。体态不良和怀孕常会造成盆底前部的过度拉伸，然后导致骶骨负荷增大，从而产生背部疼痛。

所以我建议，如果你有腰骶部疼痛问题，一定要学会激活三角区肌肉和其内部的能量流，这样可以在盆底前部区域汇聚起更多力量。同时，应学会放松骶骨周围空间，以提高盆底后部的弹性，使之与前部更好地进行功能整合。你甚至可以在想象中将从会阴经耻骨一直到胸骨的所有肌肉整合成一张能量网。

三角区能量流动想象练习

　　最好以站姿进行这个练习。在想象过程中，令骨盆随着能量的流动前后摇摆。

　　你可以把三角区内的能量流动想象成整个盆底能量网中的"小旋涡"。

　　想象能量从坐骨结节沿耻骨流到耻骨联合，又从此处沿球海绵体肌流到会阴中心腱，然后沿着会阴浅横肌回到坐骨结节。

　　多想象几次，然后体会练习对髋关节灵活性和骨盆姿势的影响。

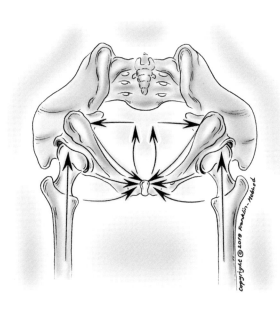

盆底与呼吸

腹肌和盆底肌是"近亲"。腹直肌属于一条起于尾骨、止于下颌骨的肌肉链的一部分，这条肌肉链叫作"直肌链"。在原始鱼类身上，这条直肌链是一整块肌肉；在人体中，它被骨骼分成多块肌肉。

人体的直肌链从尾骨出发先到达耻骨（此部分为耻尾肌），然后以腹直肌的形式到达胸骨，再从胸骨以胸骨舌骨肌的形式到达舌骨，最后以颏舌骨肌的形式到达下颌骨的底面。这条肌肉链挛缩时，整个脊柱都会弯曲，头和尾骨的位置会前移。

直肌链是背伸肌群的拮抗肌，是大多数盆底肌的协同肌。通过这条肌肉链，盆底和下颌之间建立起肌性联系，于是盆底与下颌的紧张可以相互"呼应"。

直肌链抚摩练习

试试收缩腹直肌，你会发现尾骨被向前牵拉了。

试试收缩盆底肌，你会发现腹直肌也随之收缩了。

然后我们来抚摩直肌链的每一个节段：先是位于盆底的第一节段——位于尾骨与耻骨联合之间的耻尾肌；然后是第二节段——位于耻骨联合和胸骨之间的腹直肌；再然后是第三节段——位于胸骨和舌骨之间的胸骨舌骨肌（舌骨是人体内唯一一块不通过关节与其他骨相连的骨，它位于喉头上方，与喉头只隔了一个窄缝）；最后是第四节段——位于下颌底面的颏舌骨肌（此肌可以移动舌头和下颌骨，协助吞咽）。

向尾骨方向移动下颌时和向下颌方向移动尾骨时，整个直肌链都会缩短，脊柱屈曲。

向上移动下颌时和向后下方移动尾骨时，整个直肌链都会拉长，脊柱伸展。

把直肌链上的所有肌肉视作一个整体，将有助于盆底与身体其他部位的运动协调一致。

下颌骨与尾骨呼应练习

能将下颌骨与尾骨的运动关联起来的，不仅有上面讲到的肌肉链，还有关节链。于是，下颌骨和尾骨总是向同一个方向运动。

* 下颌骨向前伸出，尾骨也会向前移动，骨盆则会微微后倾。

* 下颌骨向后缩回，尾骨也会向后移动，骨盆则会微微前倾。

* 下颌骨向右移动时，尾骨会产生向右移动的趋势。

* 下颌骨向左移动时，尾骨产生向左移动的趋势。

因此，下颌和尾骨的姿势在一定程度上影响了骨盆的姿势，进而影响到脊柱的姿势。

多个肌肉组成的"容器"

还有三个肌肉虽然没有直接参与盆底结构的形成，却对盆底功能有着重要影响，它们是膈肌、腹横肌和髂腰肌。这三个肌肉与腹直肌、盆底肌共同组成一个大的"容器"。组成这个"容器"的肌肉们协同工作，对盆底力量和背部健康起着至关重要的作用。膈肌是"容器"的顶，腹横肌是"容器"的侧壁，腹直肌是"容器"的前壁，髂腰肌是"容器"的后壁，盆底肌则是"容器"的底。

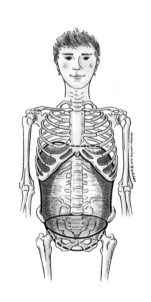

膈肌

膈肌是最主要的呼吸肌。髂腰肌是最有力的髋屈肌。腹横肌是腹腔脏器的支架，对背部健康也有重要影响。为了更好地理解盆底和膈的关系，让我们先回到远古时代。

几亿年前，当动物第一次从水中登上陆地时，有两个重要的问题摆在它们面前：一是如何将空气中的氧气摄入体内；二是如何克服重力（陆地上与水中不同，躯体因为失去了水的浮力而更加沉重）跑得足够快，以免被天敌吃掉。原本的鳃无法解决第一个问题，因为要想使氧气通过鳃进入体内，空气必须具有与水一样的压力，而动物只有把身体运动速度提高到每小时180千米时，其鳃部承受的空气压力才能达到这个要求。很显然，在这样的运动速度下，既没办法进食，也没办法繁衍后代。

爬行动物首先找到了解决上述问题的办法。后来，哺乳动物又进化出更高级的方式。比较爬行动物与典型哺乳动物的身体构造和运动方式，你会发现：鱼和部分爬行动物的肋骨一直延伸到骨盆，而哺乳动物的肋骨只长到躯干中部，腰以下完全没有肋骨的存在。这使得哺乳动物的脊柱更加灵活，尤其是在向前和向后屈曲时。而爬行动物的前行靠的是脊柱的侧向摆动——四肢从躯干侧面伸出，以腹部贴着地面爬行，这是一种相当费力的运动方式。

典型哺乳动物的肩胛带和脊柱更为灵活，它们的腿垂直于地面，这样通过伸展脊柱，它们在奔跑或跳跃时可以大大提高步幅。例如，猎豹的奔跑速度最高可达每小时120千米。它的前腿和后腿的肌肉分界线在大约第12胸椎处，这里是猎豹胸廓的底部。猎豹通过伸展此处到骨盆之间的脊柱，使自己拥有远远超过爬行动物的步幅。

为什么哺乳动物脊柱下段的肋骨会在进化中消失呢？这一方面是为了提高身体的灵活性，另一方面是为了更好地呼吸。哺乳动物在进化上的一大进步就是膈肌的出现。吸气时，膈肌会将腹腔脏器向下推移。这个进化的完成必须以去除腹部的肋骨为前提，否则躯干没有办法创造出空间来容纳那些因肺部扩张而被挤向下方的内脏器官。

从这个意义上讲，腹肌是肋骨的软性替代者，可以说是内脏器官的吊床。

吸气时，腹腔脏器不仅陷入腹肌"吊床"内，还朝着盆底方向移动，盆底肌则适应性地扩张。腹肌和盆底肌协同工作，对膈肌的运动起到支持和协同作用。

吸气时，膈肌收缩，膈整体下降，盆底肌和腹肌则舒张，从而为下移的腹腔脏器创造出更多的空间。呼气时，盆底肌和腹肌收缩，将腹腔脏器向上推移。这个系统的运作是如此精妙，使得哺乳动物成功地成为地球上的优势生物。哺乳动物可以用极小幅度的胸廓运动，配合以膈肌、腹肌和盆底肌的运动来完成呼吸过程。

盆底肌和腹肌是膈肌的拮抗肌。也就是说，此方肌肉伸长的时候，彼方肌肉就会缩短。盆底和腹部过于紧张时，膈肌的运动会受限；反之亦然。因此，那些盆底肌发生强烈收缩的练习会导致呼吸急促。

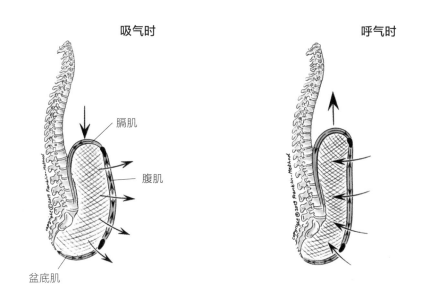

吸气时	呼气时

膈肌

腹肌

盆底肌

腹腔脏器在膈肌和盆底之间来回移动，会使它们得到锻炼，血流更加通畅。如果这些器官供血良好且处于张力平衡状态，盆底就会得到放松。如果因为腹肌和盆底肌过度紧张导致腹腔脏器移动不活跃的话，它们就会沉重地压在盆底上。所以，当你想要改善体态不良和尿失禁问题时，不能只想着练习腹肌和盆底肌，那样的话，治标不治本，你只能收获短期的效果。理由如下：

＊ 血流不畅和运动不足会导致腹腔脏器张力下降，从而加大盆底负荷。

* 呼吸不畅会提高腹腔压力水平，加剧尿失禁现象。因为腹腔压力会通过自主神经系统降低腹腔脏器的张力。这也是为什么许多人在进行了高强度的腹肌训练后，小腹却还是凸出的原因之一。
* 脊柱和髋关节的灵活性会下降，进而导致盆底活动受限，盆底处的肌肉和结缔组织的弹性和承托能力下降。

腹肌 + 盆底肌呼吸想象练习

起始姿势如左下图，用双手手指模拟盆底肌的肌丝。先吸气，双手手指相互远离，想象着盆底肌的肌丝在相背滑行。然后呼气，同时将双手手指相互交叉，想象着盆底肌的肌丝在相向滑行。

然后把注意力集中在位于尾骨和耻骨之间的耻尾肌以及位于耻骨和胸骨之间的腹直肌上。吸气时，感受这两个肌肉在舒张，想象它们内部的肌丝在相背滑行；同时，尾骨会向后、胸骨会向上小幅度地移动。呼气时，腹直肌和耻尾肌收缩，想象它们的肌丝在相向滑行，胸骨微微下降，尾骨微微前移，尾骨和胸骨小幅度地相互靠近。

想象吸气时这些肌肉舒张、呼气时这些肌肉收缩，但不要主动发力去收缩和扩张这些肌肉。让呼吸过程自然地进行，我们只作为观察者存在。

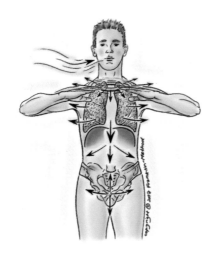
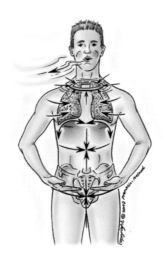

腹横肌

腹横肌有点难以被感知和被主动收缩，所以，我们要努力让这个深层腹肌变得可以控制，让这汪处于深层的静水流动起来。当腹横肌被激活且具有良好的张力时，它不仅能让我们拥有平坦的小腹，还能令我们的腰部得到放松。

女性的腹横肌在怀孕时会被极度拉伸，所以，在产后它应与腹直肌和腰大肌一同训练。在躯干背侧，腹横肌附着在下半部分肋骨的内缘和腰部筋膜上；在躯干前侧，它附着在白线和髂嵴上。腹横肌上部与膈肌交会，对呼吸作用有重要影响。腹横肌像一件活性紧身围腰，可以收紧或放宽腰部。

在盆底训练中，当两坐骨结节相互远离时，两侧髂嵴会相互靠近，这意味着腹横肌的下部在收缩，在向体中线方向拉动两侧髂嵴的内侧缘。这种运动虽然很难被感知，但如果你坚持全神贯注地去体会，必能有所进步。

两个坐骨结节相互靠近时，两侧髂嵴会相互远离，腹横肌下部伸展舒张，内部肌丝相背滑行。也就是说，腹横肌和盆底肌是相互拮抗的关系。而且，互为拮抗的双方，如果一方虚弱无力，另一方则会松弛或痉挛（痉挛的肌肉也是无力的）。就像打网球，如果对手太弱，总是把球打到网上，与之对战的你也没法提高自己的球技。

相互拮抗的肌肉永远对立运动，而且永远不会停止它们的对立。这也是不要将腹肌和盆底肌放在一起进行收缩训练的原因之一，它们需要分别练习。

腹横肌与盆底肌拮抗运动感受练习

仰卧，将两个小球垫在骨盆下方，双手抱头，观察骨盆的运动。

先使骨盆前倾。轻轻向前挺腰，感受坐骨结节的相互远离，并试着感受髋骨另一端的反向运动——左右髂嵴在相互靠近。然后稍稍弓腰，使骨盆后倾，感受坐骨结节的相互靠近，并试着感受两侧髂嵴的相互远离。

重复上述运动过程。骨盆前倾时，想象腹横肌在收缩，肌丝在相向滑行。骨盆后倾时，想象腹横肌在舒张，肌丝在相背滑行。

如果你感觉相反或者完全没有感觉，请不要着急，这在腹横肌训练初期很常见，这个肌肉需要我们花很长的时间去感受。

配合着想象重复上述运动过程3次。

拿走小球，体会背部和骨盆的感觉。

如果还有余力，可以再做一遍上述练习。

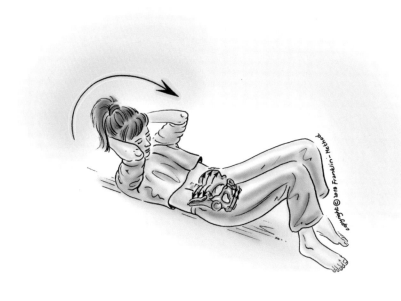

髂腰肌

髂腰肌由髂肌和腰大肌组成。它们起点不同（腰大肌起于腰椎，髂肌起于髂骨），但通过同一条肌腱止于股骨的上内侧。髂腰肌具有多项功能。

与身体其他存在关节的部位一样，脊柱也是通过相互拮抗的两组肌肉来实现运动的，一组负责使脊柱屈曲，另一组负责使脊柱伸展。附着在脊柱后侧的肌肉能使脊柱伸展，附着在脊柱前侧的肌肉能使脊柱屈曲。脊柱后侧的肌肉发育得比较充分，而脊柱前侧的肌肉却较为薄弱。腰大肌是脊柱前侧的古老肌肉中几乎唯一的幸存者。腰大肌收缩能使脊柱屈曲，引起两坐骨结节相互靠近、盆底肌收缩。

遗憾的是，走行于腰大肌表面的一个小肌肉——腰小肌，目前正面临退化消失的命运。腰小肌从腰椎行向耻骨，可上提前侧骨盆。但是现如今，不是所有人都拥有这个肌肉，即使有也可能非常薄弱无力。这也许和现代人屈髋久坐的生活习惯有关，这使得腰小肌作为骨盆姿势的保持者变得多余（屁股下面的座垫承担了一部分支持骨盆的工作）。好在通过锻炼，这个肌肉（如果有的话）可以重新强健起来，背部可因此而减轻负担。

由于腰大肌的两端分别附着于腰椎和股骨上，因此，它扮演着双重角色：当脊柱固定时，腰大肌收缩能将股骨拉向脊柱，产生屈髋效果；当腿部固定时，腰大肌收缩能将腰椎向下牵拉，使腰椎曲度增大，而且能使两坐骨结节相互远离、盆底扩张（与腰小肌的作用正好相反）。

请记住，腰大肌的状态与盆底的每一个运动都息息相关。而且，腰大肌是盆底肌与膈肌之间的"通信热线"，在这两大重要结构之间扮演着"距离保持者"和"中间人"的角色。

背伸肌群是盆底肌的拮抗肌，尤其是其中的多裂肌。研究发现，多裂肌的力量对于背部健康有很大的影响。盆底训练会给背部带来相当明显的好处，因为背伸肌群也被一同锻炼了。但是，与运动相比，想象更为重要！因为，如果没有引发正确的肌肉进行运动，没有全神贯注地感受目标肌肉，训练就是漫无目的的。

当我们收缩盆底肌时，坐骨结节会聚拢，尾骨会前移，脊柱下半段屈曲，这时背伸肌群就能得到拉伸。如果盆底肌薄弱无力，背肌就几乎无法享受到这种积极的拉伸（或者说内部肌丝流畅的相背滑行），因而会造成背肌血流不畅、紧张痉挛。

腰小肌、背伸肌群与盆底肌关联性感受练习

首先，我们对腰小肌进行练习。腰小肌是脊柱的屈肌，背伸肌群的拮抗肌。将两个小球放在骨盆下方，执行第77 ~ 78页的练习动作，但是本练习要把注意力放在腰小肌上。这个练习可以使腰小肌恢复活力。

骨盆前倾时，脊柱伸展，请想象腰小肌内部的肌丝在相背滑行；骨盆后倾

时，脊柱屈曲，请想象腰小肌将骨盆前侧拉向脊柱，它内部的肌丝在相向滑行。

试着将盆底肌和腰小肌结合起来感受：骨盆前倾时，盆底扩张，腰小肌舒张；骨盆后倾时，盆底收缩，腰小肌缩短。

现在转为感受背伸肌群和盆底肌群的相互拮抗：骨盆前倾时，盆底扩张，脊柱伸展，想象背伸肌群的肌丝在相向滑行；骨盆后倾时，盆底收缩，脊柱屈曲，想象背伸肌群的肌丝在相背滑行。

重复骨盆的前倾和后倾运动数次，直到你能很好地感受到背伸肌群和盆底肌的拮抗作用。

拿走小球，继续仰卧，充分享受舒适的感觉。

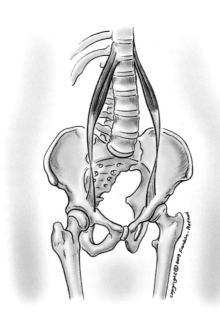

腰大肌融化想象练习

仰卧，把两个小球放在骨盆下方，双腿举起，在空中小幅度地交替屈伸（一条腿屈曲时，另一条腿伸展）。试着找到自发运动的感觉，令双腿像永动机一样，不要有丝毫的用力。

渐渐增大动作幅度，腿伸直时同侧脚趾越来越接近地面，感觉腰大肌内部弹性十足，想象它们是脊柱两旁两块正在融化的黄油。

一条腿伸展并沉向地面时，体会同侧腰大肌和盆底肌微微的拉伸感。运动幅度渐渐增大到伸腿时脚能接触到地面。

在腿部运动过程中，想象从尾骨开始，有一条拉链经耻骨到达肚脐，拉链拉上时，两块腹横肌向中间收缩。

双腿疲劳或者后背感到压力时，请减小运动幅度。

3 ~ 4分钟后，拿走小球，享受腰部的放松感。

腰大肌张弛感受练习

双腿分开站好，在屈伸腿的同时对腰大肌进行观想，以精准感受它的状态。

屈腿时，盆底扩张而腰大肌收缩。这两处肌肉的运动幅度共同决定了骨盆姿势的正确与否。动作要连续，两个肌肉的肌丝都进行着流畅的滑行。

伸腿时，盆底肌收缩，其内部肌丝相向滑行；腰大肌伸展，其内部肌丝相背滑行。如果腰大肌挛缩，腰椎就会过度前凸。

反复屈伸双腿，令盆底肌和腰大肌的肌丝流畅地滑行。这个练习可以帮你在日常进行提 / 抬动作（比如提起报纸捆或婴儿提篮等）时减轻背部的负担。

万物皆在呼吸，万物皆在运动

在你真正开始去琢磨、去分析呼吸作用之前，它是这世上再简单不过的事了。了解下面的内容并不是为了给你的头脑增加负担，而是让你对呼吸过程有一个整体认知，把它重新变成一件简单的事。膈肌、肋骨、腹肌和盆底肌之间复杂的协同运动，是为了一个共同的目标——将氧气送入肺中。

呼吸过程并不完全由膈肌和前面提到的其他参与呼吸运动的肌肉来主导，肺内部也有肌肉的存在，这些肌肉呈环状盘绕在层层分支的支气管上，受人的情绪、环境和其他许多因素的影响。在筋疲力尽时，人们常常会说："终于可以喘口气了！"这是指原本因压力而紧张起来的支气管平滑肌得到了放松，呼吸功能恢复到了正常状态。

所有肌肉都能舒张和收缩。问题在于：何时舒张？何时收缩？如果对身体的自然呼吸方式进行相反的想象，会给肌肉的工作带来困难。所以，在接下来的练习中，我们要给盆底、膈、肺和肋骨的运动建立起良好的精神秩序。即使身处的外在环境一片混乱，你也可以让自己的体内环境井然有序。

呼吸整体感受练习

我们已经知道，吸气时，肺扩张，肋骨上升，腹肌和盆底肌舒张；呼气时，腹肌和盆底肌收缩，肌丝相向滑行。让我们想象一下呼吸的全过程。

膈肌是整个呼吸团队的"反叛者"，它总是和别的成员对着干：吸气时它收缩，呼气时它舒张。端坐在凳子上，做几次深呼吸，同时想象膈肌的运动：吸气时，膈肌内部的肌丝相向滑行；呼气时，膈肌内部的肌丝相背滑行。

然后，请试着将膈肌与呼吸团队的其他成员一同想象。

＊肺和膈肌：吸气时，膈肌收缩，肺扩张；呼气时，膈肌舒张，肺收缩。

＊肋骨和膈肌：吸气时，肋骨上升，膈肌收缩；呼气时，肋骨下降，膈肌舒张。

＊腹肌、盆底肌和膈肌：吸气时，腹肌和盆底肌舒张，膈肌收缩，膈肌内部的肌丝相向滑行；呼气时，腹肌和盆底肌收缩，其内部的肌丝相向滑行，而膈肌舒张。

最后，忘掉所有关于呼吸的想象，只去感受呼吸带来的愉悦。

膈肌与盆底关联性感受练习

现在请感受呼吸时盆底的变化，想象盆底的四个角在吸气时彼此远离，在呼气时彼此靠近。

请想象，膈肌在吸气时向下运动，在呼气时向上运动；盆底在吸气时也向下运动，在呼气时与膈肌一起向上运动。

请不要把膈肌和盆底肌本身的张弛对立与它们在空间中的同向运动相混淆。想象着呼气时膈肌在舒张，而盆底肌却在收缩。

然后慢慢站起身，试着体会在不同姿势下和不同运动方式时膈肌和盆底的动态变化。

盆底训练与声音疗法

每一位歌者都知道，盆底与发声密切相关。盆底的弹性状况会影响到声带；反过来，声带也会影响盆底。下面的练习就利用了二者之间的关系，以提高盆底的弹性和力量，同时声音和身体其他组织也会受益。

声音是一种神奇的自我治疗工具：身体组织的共振会对身体能量产生一定程度的净化作用；声音可以唤醒身体，改善身体的张力和姿势；各个腺体也会对声音产生应和，促进气在体内流动。

反过来也是如此：如果腺体处于平衡状态，我们的声音就会很清亮，包含更多的泛音，歌唱也会变得更加容易。

声音疗法其实是一种古老的物理康复术，在古埃及时就已被应用。金字塔和其他古埃及建筑物内都有声音传递方面的非凡设计。金字塔的精妙几何构型就说明了这一点。就像我们在本书开头提过的那样，人的骨盆很像一个倒着放置的金字塔，而动物的骨盆就相对狭长很多。

长音"咝"盆底扩张练习

请一边呼气一边发出长音"咝"，气流从舌和上腭之间向外送出，这个过程要尽可能放松。由于是呼气，理论上讲，盆底会收缩。但请想象盆底在扩张，以达到在盆底制造更高张力的目的。

一边呼气一边发出长音"咝"，想象两坐骨结节之间的肌肉在舒张，不要想象它们在往下塌，要想象它们在延展。

正常呼吸几次，然后再伴以想象和发出长音"咝"呼吸几次。呼气时，想象膀胱和其他盆腔脏器（男性有直肠和前列腺，女性有直肠和子宫）在扩张。

在反复进行伴长音"咝"的呼气时，让盆腔脏器找到它们原本应处的位置。

练习后，感受一下，看看盆底是否变得稳固、有力、放松了。

盆底和口底关联性感受练习

本章开始时，我曾介绍过盆底是如何通过多个"中转站"与口底相连的（见第72页）。

想象盆底和膈肌的相对位置（类似于地板和悬在上方的天花板），二者随着呼吸而运动。口腔内也有这样的情况，只不过是个"迷你版"：地板是口底肌群，天花板是上腭。

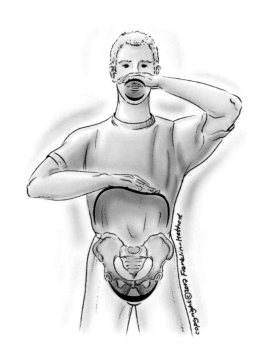

请同时想象这两对"地板和天花板"——盆底与膈肌、口底肌群与上腭。大声发出长音"噢",想象着这个声音使两个"地板"和两个"天花板"都产生了共振。

反复练习,直到你能感受到这四个部位都发生了振动。但不要让肌肉过于疲劳,我们的目标是令振动自然而然地发生。

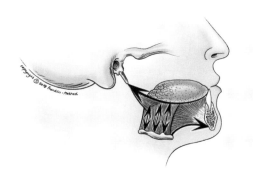

盆底和声带关联性感受练习

声带位于喉腔内,前起甲状软骨,后至杓状软骨。请扪触一下喉结,那里离声带的附着点很近。我们可以将位于盆底的耻尾肌与声带做比较,耻尾肌也是从身体前侧行向身体后侧的条带,就好像声带的放大版。

大声地发出长音"啊",想象耻尾肌和声带共振。它们都是从前向后水平走行的,能赋予身体以深层的张力。

在日常生活中,只要你来了兴致,可以随时进行这个练习。

"U"形声网想象练习

盆底肌构成了一个"漏斗",这个漏斗从身体正前方看呈"U"形。

大声地发出长音"呜",并想象着盆底的"U"形结构。如果你感觉到这个"U"形变成了一张兜住盆腔脏器的声网,那你就唤醒了盆底的肌肉。

有时间就练一练，也许你可以通过这个练习获得能量！

"O"形保护罩想象练习

这个练习可以在身体内创造一种奇妙的整体感。请一边发出长音"噢"，一边想象下图中的画面。

持续发出长音"噢"，在想象中这个"O"形不断扩大，直到把你的整个上半身都包裹住，从颅顶到盆底，就像一个保护罩。如果辅以想象在上腭后部还有一个小小的"O"形或"A"形，对这个练习会有帮助。

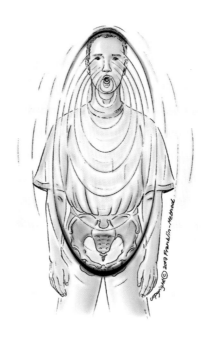

声音通道想象练习

想象从盆底到颅顶有一条向上的通道，请试着用声音填满这条通道。身体的姿势和张力（或者说放松的程度）对能否实现这个目标至关重要。

请发出长音的"噢"或"啊"，感受盆底和颅顶正在扩张且变得富有弹性。可以想象有一个肥皂泡（具象化的"O"）从盆底升到颅顶，然后又下沉。

这个练习能帮你发现身体姿势方面的很多问题。如果脖子前倾、盆底松弛或脊柱不够挺拔，这个练习就无法完成。

身体的楼阁式结构

　　虽然膈肌的活动和韧带的牵拉能部分减轻腹腔脏器对盆底的压力，但是庞大的内脏器官团仍对盆底产生了相当可观的压力。如果盆底没有弹性，盆腔脏器会受到上方脏器柱的严重挤压，必然导致尿失禁。同时，盆底还必须有能力对抗因咳嗽、打嗝、怀孕和搬提重物而产生的压力。这只能通过一种相对稳定但又具有活动性的身体结构——楼阁式结构——来解决。

　　盆底是身体这座多层楼阁中的一层楼板。上一层楼板是腹膜的底部，在男性，它覆盖了膀胱和直肠表面的大部分；在女性，它覆盖了子宫表面的大部分。

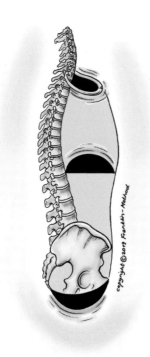

再往上一层楼板是好几层膜贴在一起的，包括腹膜的顶部、膈以及肺底部的膈胸膜和心脏底部的心包膜。肺的上方有一层近乎圆形的楼板，即第1肋骨围成的骨环及环内的胸膜顶。再往上，声带构成了一层小小的楼板。然后是小脑幕，它是一层隔开大脑和小脑的结缔组织膜。最上面的自然就是颅顶了。盆底之下还有两层楼板——胫骨极为平坦的上表面（胫骨平台）以及最底层的足弓。可以说，它们是人体楼阁的坚实地基。

　　身体的每一层与其他层之间都存在功能上的关联。下面我将选择盆底、足弓和胸廓上口之间的楼板作为例子来详细阐述这个问题。

足弓与盆底的联系

足有横弓和纵弓，由肌肉和韧带维持着弹性的形状。足部负荷增大时，足弓会扩张[①]；足部负荷减小时，足弓又恢复原来的形状。

当足部的肌肉和韧带因为受力不当或缺乏运动而变得松弛时，足弓会塌陷，形成扁平足。这将对盆底产生立竿见影的负面影响：盆底的状态会发生改变，活动性下降，盆底训练的很多练习都无法完成。

有一个肌肉在足弓和盆底的相互关联中扮演着特别重要的角色，它起于小腿，向下经内踝到达足底，在足底处像久别重逢的爱人与跗骨[②]紧紧拥抱，它就是胫骨后肌。

足弓与盆底关联性感受练习

只需稍稍绷紧双足，比如屈起脚趾，你就能立刻感受到盆底的变化。

行走时，你会发现双足的肌肉和足弓在交替扩张和收缩。如果同时关注一下盆底，你会感觉到摆动腿一侧的盆底和足弓在同时扩张。

行走时仔细体会足弓的扩张和收缩，可以提高足部和盆底的张力。你需要一定时间的练习才能感受到这种关联，每一次散步都是一次很好的练习机会。

胸廓上口

两侧的第1肋骨、胸骨柄上缘、第1胸椎以及它们之间的结缔组织膜（胸膜顶）构成了胸廓上口（胸廓顶）。可惜很少有人了解这个"顶"对于盆底的意义，大部人甚至完全没有意识到我们的躯干部分还有这样一个与盆底相对的"天花板"。在解决尿失禁问题时，我们应该关注第1肋骨的位置，因为第1肋骨的下降

---

① 表现为高度的下降和跨度的增大。
② 跗骨由7块短骨组成，分别为距骨、跟骨、足舟骨、骰骨和3块楔骨。

意味着盆底压力的升高。

打一个比方可能有助于你理解这种情况。我们知道，罐头都有盖和底，大部分罐头的内容物，比如番茄酱啊、豆子啊，都是不能被压缩的，也就是说，它们无法被压扁。（想到这个比喻时我忍不住笑起来，但内脏器官确实和番茄酱很相似，它们都几乎无法被压缩，因为它们的主要成分是水。）

如果我们在罐头盖上施加一个压力，罐头底部承受的压力就会升高。如果罐头盖凹陷了，罐头底部承受的压力也会增加。

当上半身姿势不良导致第1肋骨位置过低时，体内的压力情况与盖部凹陷的罐头类似，作用于盆底的压力就会升高，尤其是在吸气时。如果这时候再咳嗽一下，盆底的压力就可能超过极限。

因此，在解决尿失禁问题时，不仅要强健盆底以防"泄漏"，上提第1肋骨以减轻盆底压力同样非常必要。

胸廓上口是重要的能量闸门和密集的传导通路所在处。人体内几乎没有第二个地方有如此多的血管、神经和肌肉通过。光是项肌就有足足七层，它们从胸廓上口内靠近背侧的地方穿过。胸廓上口内还分布着气管、食管、颈动脉，附近还有甲状腺（负责调节细胞新陈代谢）和颈动脉体（是监测血液中氧气含量的化学感受器）。如果你能感受到能量和物质在颈部以及胸廓上口中汩汩流动，说明你的身体姿势是良好的，能量感受已自行建立。

如果身体姿势不良，这个区域会非常紧张，所以你无法对这里进行感受；盆底也会僵化，因为来自上方的压力超过了它所能承受的极限。

呼吸和对运动进行观想有助于我们放松这个区域。吸气时，胸廓上口扩张，肺获得更多空间。呼气时，胸廓上口稍稍收窄，这个微小的变化给身体带来了很大影响。请通过下面的练习体会这种影响。

第1肋骨抚摩练习

第1肋骨与胸骨上端相连。请首先对胸骨进行抚摩：手指沿着胸骨体向上滑动，你会发现胸骨上缘有一个凹窝。从凹窝处向左右两侧进行扪触，你会摸到位于胸骨与锁骨之间的胸锁关节。在胸锁关节的后下方，第1肋骨与胸骨柄相连。

然后，一边观想着第1肋骨就在锁骨后方偏下一点的位置，一边沿着锁骨向两侧抚摩：右手中指和拇指抚摩右侧锁骨，左手中指和拇指抚摩左侧锁骨。

一边吸气，一边想象着双手指尖对锁骨从内侧向外侧的抚摩可以帮助胸廓上口扩张——想象胸廓上口像池塘里的涟漪一样扩展开来；呼气时，想象它在恢复原状。

然后，请一边吸气一边想象胸廓上口在收窄，看看这样对呼吸有什么影响。吸气的同时用手指对锁骨从外侧向内侧进行抚摩，你可能会感觉到呼吸被阻塞。

然后请想象，吸气时盆底和胸廓上口都在扩张，在躯干内部创造了更多的空间；呼气时，盆底和胸廓上口又在收缩。

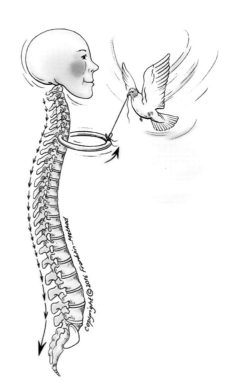

在这里，我们可以做一个反向实验，以便更好地理解盆底和胸廓上口的关系：收紧盆底，你会发现吸气时很难扩张胸廓上口；反过来也是一样，胸廓上口收窄的话，盆底也无法很好地扩张。

最后请想象，有一只鸽子正在提起你的胸廓上口，你的身姿将因此变得轻盈而挺拔。

内脏器官、盆底和气

内脏器官不仅对身体的新陈代谢至关重要，对身体的姿势、灵活性和能量流动也有巨大影响。本书前面提过，位置不正确的、松弛的内脏器官会加大盆底的负担，同时削弱性能量。

腹腔和胸腔内，所有脏器紧密地依偎在一起，它们之间的液体使彼此能够相对滑动。这种滑动是必须的，如果没有这种滑动，躯干的大部分运动将完全无法进行，或者会在运动时出现疼痛。

内脏器官的运动能使器官本身血流畅通，并有助于维持其在躯干内的正确位置。在意识引导下的运动能使器官提高自身的位置感，促进自身的平衡。对内脏器官进行有意识的锻炼，肌肉的紧张痉挛往往能自行消失。

内脏器官主要通过其与相邻结构（骨骼、肌肉和其他内脏器官）的相互作用——压力和反压力①——来维持自身形状。两个相邻的内脏器官之间存在着类似关节的结构，这些结构虽然不像骨关节那么明显，但功能很相似。"脏器关节"也是由一个凹窝（关节窝）和一个凸起（关节头）组成的。比如对肝脏来说，上方的膈肌形成了一个关节窝，肝脏的上表面则作为关节头。而对于肝脏的左邻——胃——来说，肝脏的左侧形成了胃的关节窝。因此，肝脏就像滚珠一样，在这两个邻居之间"左右逢源"。

内脏器官受很多因素影响，诸如性行为、怀孕、情绪、压力等。比如，怀孕时，腹肌张力下降，收缩能力减弱，整个消化道的张力都会下降、蠕动减慢。所以，无论是在产前准备期间还是在产后恢复期间，进行"内脏体操"训练都特别重要。

---

① 压力是指物体间相互挤压时，施力物体垂直作用在受力物体表面上的力；反压力则是指受力物体施与施力物体的压力。

情绪对内脏器官的影响尤其大。烦恼、愤怒和恐惧都会对其产生巨大的负面影响。这些情绪会使负责调控内脏生理功能的自主神经系统功能失调，使内脏的再生和自我修复变得困难。比如消化道，这里原本是一个具有超强再生能力的部位，无数干细胞整装待发。在肠皱襞的深处，每秒钟都有成千上万的肠黏膜细胞诞生，以取代那些在消化过程中损耗了的老细胞，这些新细胞就是由肠黏膜隐窝中的干细胞分化形成的。所谓"肠黏膜隐窝"，是指肠绒毛之间肠道上皮形成的凹陷。如果把免疫细胞的数量作为衡量标准的话，肠可以说是人体最大的免疫器官。另外，肠壁内还拥有比脊髓内更多的神经细胞。

如果不好好休养生息，这些细胞的生理功能就会下降，肠道会变得衰弱、松弛，无法完成它的生理任务，而盆底也必将承受由此带来的后果。

因此，进行盆底训练时，我们首先要考虑情绪因素，要带着愉悦和享受的心情来完成盆底肌练习和"内脏体操"。虽然这往往说起来容易做起来难，但我们应该努力保持积极向上的心态。

水疗对内脏器官的作用

对大多数人来说，最令人愉悦的"内脏体操"发生在性生活时。性与所有内脏器官的状态密切相关，并不仅仅是性器官。性高潮时，腹肌和盆底肌的收缩会对内脏器官产生高强度的按摩作用，这可以平衡内脏器官的张力，促进它们的血液流通。反过来，如果你的内脏器官平衡、放松且血流畅通，你将能在性生活中享受更多乐趣，获得更强烈的性快感。所以说，日常身体活动和体育运动能够提升性生活的质量。

水对内脏器官有特殊的平衡效果。它能增强内脏器官的力量，当然也能唤起身体的性活力。当你在海滨度假时，可能对此有所体会。如果不能前往海边，还有许多替代方案可供选择，比如水疗、洗桑拿、泡温泉等，甚至是自己在家泡一个简单的芳香浴。古罗马时代，"水"、"盆浴"和"性"这几个词汇有着天经地义的联系，但是随着性习俗的转变，这个联系消失了。

盆浴是盆底训练的好方式，水的温暖和浮力能刺激盆底肌，增强肌肉的力量和灵活性。分娩前后利用盆浴进行有意识的盆底训练会产生很好的效果，盆浴还可以用来治疗尿失禁和进行产后恢复训练。

无论是出于特殊目的还是一般目的，在水中进行锻炼的前提是有一个足够大的水池。家用浴缸也可以用来训练。浴缸虽然空间有限，但如果用法得当，效果还是不错的，还可以进行肌肉平衡训练。

下面列出的就是适合在家中用浴缸进行的练习。（毕竟拥有私人泳池的读者是极少数。）

水中盆底感受练习

将一个瑜伽垫放在浴缸底部，以增加一点弹性。然后把小块浴巾卷成卷，用橡皮筋扎住两端，横着垫在骨盆下（与前面的练习中小球的放置位置一样；浴巾卷可以帮助骨盆更大范围地活动，并能防止骨盆背侧被浴缸底擦伤）。然后，请半躺在浴缸中，双腿分别靠在两侧缸壁上，在脑海中想象盆底的结构（扇形区、三角区）以及各个性器官。轻轻地令骨盆前倾和后倾，感受尾骨、坐骨结节和耻骨的运动。

感觉一下哪些肌肉自发地运动了起来。然后，在骨盆后倾时主动收缩盆底肌，骨盆前倾时主动扩张盆底肌。

为了强化训练效果，你可以将双手放在大腿内侧，练习时对大腿施加一个朝向身体外侧的力。女性朋友们会感觉到，骨盆前倾时阴唇扩张，骨盆后倾时阴唇收缩。要想增加对盆底肌的刺激力度，你还可以想象阴道在主动吸水。

为了使腿部肌肉也被均衡地激活，你可以用双腿外侧用力抵住浴缸壁。这样位于体内深层的髋外旋肌群的力量就得到了加强，它们在一定意义上算是盆底肌的最外层。

如果想进一步提高训练效果，你可以在双膝之间放一个小球。用双膝轻轻夹住这个小球，可以在很大程度上提高练习时盆底肌的张力。

男性朋友们也可以使用上述方法进行练习。请努力感受阴茎和前列腺的收缩与扩张：骨盆前倾时阴茎和前列腺扩张，骨盆后倾时它们收缩。阴茎根部是一个非常值得关注的位点。请想象有一个肌肉环围绕在阴茎根部，骨盆后倾时这个环收紧，骨盆前倾时这个环扩张。另外，男性朋友们还要注意感受两坐骨结节之间的肌肉，尤其是在骨盆后倾时，它们会强烈收缩。

本练习能够产生多重效应，可以显著增强性快感。除此之外，还能改善阳痿和性欲低下问题。

可以根据自己的心情在水中加入适当的香料，以达到放松或者刺激的目的。

伴侣互助感受练习

没有浴缸但有伴侣的朋友，可以与伴侣一起进行下面这个练习（注意：请不要在饱餐后立即开始）。虽然练习时并没有发生直接的性接触，但你们二人的性器官都将被唤醒，你们能充分享受到性的乐趣，一同获得强烈的性快感，因为相应的感觉神经被唤醒了。

在这个练习中，伴侣双方的性器官通过间接接触而被激活。

下面我们来看一下具体方法。

一个人先躺下，另一个人横着趴在前者的腹部上，两个人的身体呈十字交叉状。调整一下，找到最舒适的姿势。要尽可能保证二人阴部相叠。然后，除了专心感受对方阴部的温暖和柔软外，无须再做任何动作。感受对方的呼吸，感受双方血流速度在加快，将全部注意力都放在对性器官的感受上。在整个练习过程中，始终体会着自身意识的流动，试着尽可能从容而放松地躺着。

内脏器官的运动

在产前准备和治疗尿失禁的训练中，内脏器官的运动至关重要。下面我们来讨论一下人体中最大的内脏器官——肝脏。

肝脏紧挨着膈肌，位于膈肌下方，主体部分在身体右侧。它是我们的代谢器官，也是最大的腺体，成年人的肝脏重约1.5千克。肝脏位置不正确（比如下垂），不但会使盆底压力显著增高，还会对身体姿势造成影响。通过引导肝脏的运动，我们能调整它的位置，平衡它的张力，使盆底得到放松，整个身体的灵活性得到改善。

"肝脏探戈"练习

　　将左手放在背部右侧肋骨的下半部分，右手放在身体的右前侧（手掌部分放在肋骨区域，手指部分放在腹部）。

　　请观想在你的双手之间有一个硕大、柔软而又温润的肝脏。首先深吸气，想象着你能将气流送至这里，想象着气流进入并充满整个肝脏。呼吸能帮助你感受肝脏的大小。我们想象中的肝脏要比实际的肝脏小得多。肝脏的真实厚度差不多是你现在右手到左手的距离，宽度超过身体宽度的一半。请试着一边呼吸一边感受肝脏的大小。

　　请想象肝脏产生了对运动的渴望——健身的冲动在它体内燃起。请在想象中将它向前推，再拉回来；向右推，再拉回来……让我们与肝脏一起翩翩起舞。

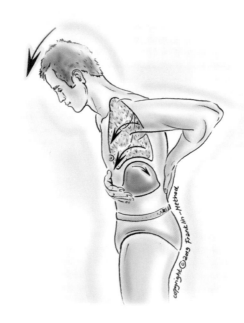

　　如果肝脏的运动欲望还没被唤醒，可以放一些令它振奋的音乐，旋律轻快的探戈舞曲和萨尔萨舞曲都特别适合用来激活肝脏。配合着旋律，请你在想象中向如上所述的各个方向运动肝脏：向前推，拉回来；向右推，拉回来……

几分钟后，请放下双手，感受身体的变化。你会发现：右肩明显放松了，如果将双臂举过头顶，右臂比左臂要舒展和灵活很多；单腿跳的话，用右腿比用左腿轻松得多。毫无疑问，肝脏的活动性影响到了全身。

"肾—胃跷跷板"练习

现在该活动身体的左半边了。内脏器官并不像骨骼那样左右对称。在身体的左半边，有三个器官共同占据了与右侧的肝脏差不多大小的空间，它们是胃、胰腺和脾。脾是血液的过滤器，还是制造淋巴细胞和免疫物质的工厂。胰腺每天可生产3升消化液，还能分泌胰岛素。位于肝脏和胃后下方不远处的肾，身体两侧各有一个，它们负责排出代谢废物和调节内环境。

将右手放在身体左前侧胃所在的位置，左手放在身体左后侧左肾和脾所在的位置。然后想象这些器官，并使呼吸的气流抵达这里，感受这些器官被呼吸的能量充满。

将上半身向前倾，想象着脾和左肾在向上移动，而胃在向下移动。此时，脊柱也轻柔地屈曲。

在上半身慢慢恢复竖直的同时，请想象胃在上升，而脾和肾在下降。胃和脾/肾就好像跷跷板的两端，而胰腺则是这个跷跷板的支点。前屈、后伸上半身若干次，想象这几个器官在此起彼伏地上下运动。

练习2～3分钟后，放下双手，体会身体的姿势和感觉发生了哪些变化。你可能会感到：身体的左右两部分都变得轻松了，肩膀放松地下垂，身体感觉很稳定。活动一下脊柱，你会感觉它变得更有弹性了。

环形肌的高难度练习

嘴是消化道的起点，肛门是消化道的终点，这两个部位的环形肌（指口轮匝肌和肛门括约肌）的紧张程度是相互关联的。事实上，包括眼部周围的环形肌（眼轮匝肌）在内，人体所有的环形肌都是同步张弛的。要想更好地理解这种关联性，我们必须先学会感受。

下面的练习就以感受环形肌的关联性为目标。

首先，同时收紧嘴和肛门处的环形肌（这应该很容易做到）。然后，收紧肛门括约肌，但嘴保持放松（这可能会让你感觉有些别扭）。最后，收紧口轮匝肌，但肛门保持放松（这可能会很难）。

现在，我们来进行环形肌的高难度练习：紧闭双眼，但嘴和肛门保持放松；紧闭嘴和肛门，眼睛保持放松（这可不是个轻松的任务）。

体会到环形肌之间的关联性之后，现在请来体会一下环形肌与关节之间的关联性：屈起脚趾，手握成拳，令所有环形肌放松；然后反过来，收缩眼睛、嘴和肛门周围的环形肌，令双手、双脚放松下来。

做完上述动作后，请休息一小会儿。相信你已经体会到环形肌和关节肌[1]的紧张是相互关联的了。这给了我们一个有关预防骨性关节炎的重要启示：如果你的环形肌处于持续紧张状态，你的关节也将处于持续压力之下，这样会加速关节的磨损。

最后，请张开嘴打一个大大的哈欠，感受盆底肌对此的反应。请想象你也可以用盆底肌打一个大大的哈欠。

将舌头伸出来，体会盆底对此的反应。将舌头缩回来并尽可能缩小它，再次体会盆底的反应。

轻轻仰头，使颈后肌群缩短，看看盆底反应如何。

是的，你的答案将再次验证：盆底是整个身体系统的一部分，会受到身体其他部分的影响。

肾、膀胱与盆底的关系

肾和膀胱对盆底力量有重要影响，也与骶骨、膝关节和髋关节的健康状况密切相关。此外，这两个器官的状态还极大地影响着骨盆的姿势和受力情况，以及身体的性能量。

---

[1] 指关节周围与关节功能相关的肌肉。

　　肾是一对蚕豆形的内脏器官，位于膈肌下方，最下面一对肋骨遮挡着它的上部，腹横肌、腰大肌和腰方肌均位于它的前方。肾被一层脂肪和一层结缔组织（肾筋膜）所包覆。每45分钟，肾就能将全身的血液过滤一遍，它还能释放出激素来调节血液的化学组成。肾能生成尿液，尿液到达肾盂后经输尿管流入膀胱。

　　肾的位置依靠肾的被膜、邻近的器官以及腹内压等多个因素维持着。吸气时，肾随着膈肌向下移动；呼气时，它又会回到原位。如果肾下移的幅度过大，会导致输尿管和膀胱的压力升高，从而发生尿失禁。

　　肾的上方有肾上腺，它是一种小型的内分泌腺，由皮质和髓质两部分组成。肾上腺髓质能产生一种大名鼎鼎的激素——肾上腺素，这种激素可以使机体兴奋。

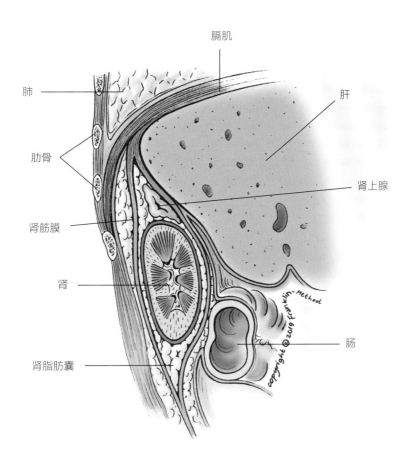

膈肌

肺

肝

肋骨

肾上腺

肾筋膜

肾

肠

肾脂肪囊

copyright © 2019 Franklin-Method

肾脏共振练习

声音就是一种振动。我们知道，振动会影响肌肉的张力。从嗓子后部发出低沉有力的长音"啊"，可以使肾得到平衡和强健。

将双手掌心贴在身体背侧两肾所在的部位，试着发声，让肾随着声音振动起来。发声的原则不在于使声音如何动听，而在于引发共鸣。声音的振动越强烈，对肾就越有益。勤加练习，你就会找到正确的发声位置，就能感觉到好像是肾本身在发声一样。

肾脏提升练习

将双手放在身体前侧两肾在体表的投影部位（腕关节放在肋骨上，掌心覆盖在肚子上）。

呼气时，双手轻轻按压腹壁并向上提，想象肾被双手"提"了上来。

深吸一口气，然后重复上述过程：一边呼气一边用手按着腹部轻轻上提，同时想象肾脏在向上浮动。

最后重复一次呼气上提过程。感受肾被多次上提后身体姿势的变化。你可能会感觉到骨盆承受的压力变小了，身姿变得挺拔了。

肾气

在中医理论中，肾是能量或者说（精）气的贮藏所。体内的气减弱或耗尽时，人会感觉虚弱无力。借助于运动、触摸和观想，流失的肾气可以重新汇聚起来。

肾脏作为身体的能量贮藏所，可以反映当下的身体能量状态。膀胱则接收肾释放的能量。肾上腺负责调控身体向外界的能量释放。如果不想让体内的能量消耗殆尽，整个能量系统必须处于平衡状态。也就是说，为了能够释放能量，身体必须先采集和储存能量。

如果身体一直释放能量而不补充能量，就会变虚。人在超过体力极限时如果还继续活动，就会体会到这种虚的感觉。这时，人们往往喜欢用咖啡或其他刺激物来支撑着自己连轴工作，但这样可能会诱发尿失禁。身体会通过疲劳、精神崩溃或生病等形式来拉响警报。生病虽然不是我们想要的状态，但它确实能通过限制骨骼肌的活动来帮助身体恢复平衡，因为生病时你就不会东奔西走或忙左忙右，只能保持自己处于安静、温暖的状态，直到身体重新获得平衡。

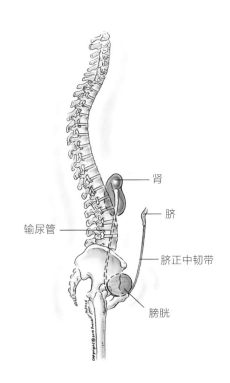

肾

脐

输尿管

脐正中韧带

膀胱

肾气循环练习

将双手放在身体前侧两肾在体表的投影部位（腕关节放在肋骨上，掌心覆盖在肚子上），想象能量从手心流入肾，形成所谓的"肾气"。用想象和呼吸来引导肾气的流动。你可以将肾气想象成一束淡蓝色的光，颜色类似于纤云笼罩的天空。在想象中让这股气充盈于两肾中。

从何可知肾气在体内的流动呢？身体会发出很多明显的信号：呼吸加深了，肩背放松了，内心平静了，骨盆内也变得轻松了。

如果想让身体更加兴奋而非放松的话，可以试着将肾气想象成带有少许金色光芒的红光。

想象肾气沿着输尿管向下输送至膀胱，再从膀胱出发分布到整个盆底上。这股气给盆底带来了充沛的力量，令盆底组织变得强健、更有承托力。

最后，将注意力集中在会阴中心点上，想象这个位点因充满能量而微微上抬，这将对骨盆的姿势产生影响。

肾脏"骑马"练习

在这个练习中，我们将试着让肾的运动融入整个身体的运动中。

先用右腿站立，想象右肾被右腿支撑着。然后换成左腿站立，想象左肾被左腿支撑着。体会一下，哪一侧能让你更明显地感觉到腿对肾的支撑。

然后双腿站立，屈膝再伸直。在这个过程中，想象双肾像骑马一样"骑"着双腿向下再向上，想象它们被双腿"驮"着。你的盆底对此有什么反应？你能更好地感受到哪一侧肾的运动？

当躯干内某一组织或者器官有被托举的感觉时，盆底就会更放松。如果肾有被腿托举着的感觉，那么盆底的压力就可能有所减轻。

输尿管"叹息"练习

对于肾脏来说，还有一点很重要，那就是作为肾脏出口的输尿管功能良好。输尿管是一段强有力的肌性管道。由于尿液回流到肾会危及生命，所以即使在身体倒立时，输尿管也能通过自身的蠕动将尿液输送至膀胱。

为了促进尿液向膀胱的流动，你可以想象尿液向下流动的同时输尿管本身在向上伸展。将双手放在两肾在腹部的投影部位，叹息式地发出长音"啊"的同时，双手向下滑向膀胱，想象尿液在向下流淌，而输尿管却在向上伸展。

再次叹息式地发出长音"啊"，让你的注意力沿着输尿管向下来到膀胱的背侧。体会一下，哪一侧的感觉更好？理想状态应该是两侧的感觉一样。在注意力沿输尿管内部一路向下的途中，输尿管有发生堵塞或弯折的部位吗？

重复上述过程3 ~ 4次，然后停下来，体会骨盆、背部和身体姿势有什么样的变化。

（本练习可用于预防尿失禁。）

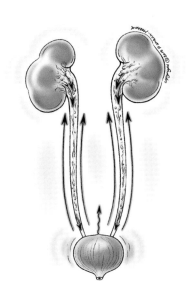

膀胱和脏器柱的相互作用

当你能良好地感知膀胱的时候，你会感觉身体处于一种很舒服的状态。人体的全部内脏器官在躯干内形成一个脏器柱，膀胱是这个脏器柱的基石。脏器柱的大部分重量都压在膀胱和髂骨翼上。所以，膀胱下垂和尿失禁是很常见的现象。在这里，我要再次强调：有膀胱下垂和尿失禁时，仅仅锻炼盆底肌是不够的，膀胱本身以及位于它上方的脏器柱也需要接受锻炼。就像其他内脏器官一样，膀胱和尿道会受到周围器官的压力。尿道大约十几厘米长，周围器官对它的压力有助于它的关闭。但如果膀胱因会阴侧切或其他原因而下垂，尿道可能会变短，它就无法获得足够的辅助压力来实现良好的关闭了。

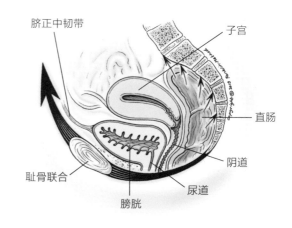

因此，我们必须上提膀胱，就像之前对肾的练习那样（见第100页）。幸运的是，人体内天然存在一个膀胱提升装置。膀胱空虚时呈三棱锥状，前部通过韧带与脐相连。这条韧带从膀胱尖出发向上行至脐，在胚胎时期它是脐尿管，出生后蜕变为一条强有力的韧带——脐正中韧带。如果我们将这条韧带唤醒，就能将膀胱上提。

脐正中韧带在脐部与肝圆韧带相连，后者在肝的下缘与镰状韧带相接。镰状韧带从肝的左右两叶之间上行至膈。膈通过心包与心脏相连，而心脏又通过结缔组织与颈椎相连。

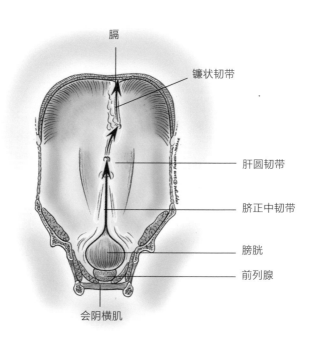

　　沿着脐正中韧带向下可以到达膀胱，这不由得让我们冒出一个搞笑的想法——膀胱是吊在脖子上的。

　　身体姿势良好时，这条连线就具有上提膀胱的功能。

　　除此之外，膀胱的两个后角上也有"提绳"，那就是输尿管。这样就形成了一个三角形的膀胱悬挂装置：前面是脐正中韧带，后面是两条输尿管。

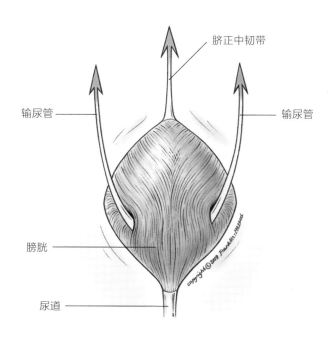

脐正中韧带

输尿管

输尿管

膀胱

尿道

呼吸时膀胱运动想象练习

　　吸气时，膀胱前部下降，后部抬起，进行前俯运动。这是膈的向下运动和脏器柱对膀胱前部的压迫造成的。呼气时，膀胱前部抬起，后部下降，进行后仰运动。

　　放松地躺在地上，一只手放在骨盆前侧。呼气时，想象膀胱远离会阴，尿道被拉长。

　　输尿管从膀胱后壁进入膀胱。我们刚才说过，膀胱后部在呼气时下降，输尿管会因此稍稍伸长。请想象输尿管贴着腰大肌表面延伸，并想象腰大肌在向下"流淌"，尾骨也在延长。

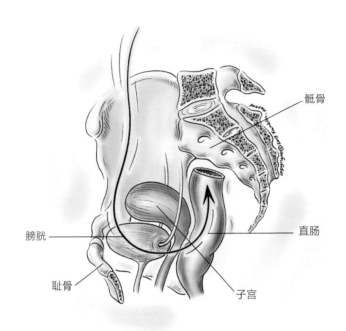

然后把注意力放在尿道上，想象尿道被双手轻轻地攥住又放开，尿道的肌肉因此受到了温柔的按摩。只要你愿意，随时可以用这双想象中的手将尿道关闭。

这个想象可以给腰椎和整个背部带来放松的感觉。

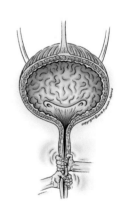

膀胱和肠的相互作用

人的肠道大约有9米长，重量也相当可观。只有控制好肠的位置和轻盈度，盆底才能获得真正的解放。肠的最后一段——大肠，从外形上看像一个拱门，拱门的右门框是升结肠，上门框是横结肠，左门框是降结肠，拱门的左右两个支脚分别是乙状结肠（左侧）和盲肠（右侧），二者毗邻髂骨翼。

直肠、盲肠和乙状结肠都位于盆腔内。其中，乙状结肠在膀胱左侧，盲肠在膀胱右侧，直肠在膀胱后侧。乙状结肠和盲肠分别位于左右髂窝内。这三段肠与膀胱间的平衡关系对于膀胱的轻盈度来说非常重要——膀胱不应处于肠的压迫之下。如果你能够感受到这个平衡的存在并通过想象使其得到强化，膀胱承受的压力就能得以减轻。

大肠拱门悬浮想象练习

想象有两个气球绑在大肠拱门的两个上角处，气球向上牵拉大肠，为盆底减轻了负担。

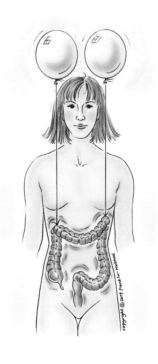

盲肠 + 乙状结肠感受练习

　　竖直站好，感受盲肠和乙状结肠在盆腔内的存在。然后如图所示，用左手扶住左后腰，右手放在左下腹，稍稍抬起左腿，感受左髋关节屈曲时乙状结肠在盆腔中的下降。重复这个过程3次。

　　用右手扶住右后腰，左手放在右下腹，稍稍抬起右腿，想象盲肠在盆腔中下降，栖息于右侧髂窝内。重复这个过程3次。

　　这两段大肠栖息在髂窝内，由髂窝承担了一部分重量，因此，膀胱承受的压力减轻了。

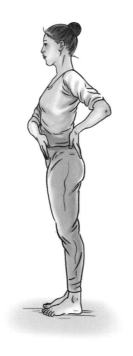
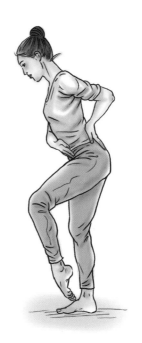

盆底的结缔组织

膀胱和其他盆腔脏器被韧带维系在各自的位置上。女性在经过怀孕和分娩后，这些韧带会被拉长，有的甚至会被拉长3倍之多。因此，产后恢复训练应该有专门的内容针对韧带松弛问题。产前，我们可以通过运动和想象使自己的内脏、韧带和骨骼肌做好准备，以应对即将到来的弹性大考。总的来说，在盆底训练时，比选择具体的练习项目更重要的是选择关注点：产前，应该关注韧带的弹性和伸展性；产后，应该关注如何使其重新紧致。与肌肉训练相比，韧带训练在健身领域尚属全新内容，所以，在开始训练之前我先介绍一下有关韧带的基础知识。

人体主要通过两种基本方式来维持内脏器官的位置——承托和悬吊。盆底能够承托腹腔脏器，其他许多结构则主要起悬吊作用，比如膈、韧带和肠系膜。除此之外，大多数腹腔脏器的表面都被一层结缔组织覆盖着，这层结缔组织叫"腹膜"。子宫和膀胱只有上表面被腹膜覆盖着。

韧带也属于结缔组织，骨骼、脂肪组织甚至血液其实也都属于结缔组织。如果有魔法能将除结缔组织外的所有东西都抹去，我们的身体结构形态仍然是清晰可辨的。打一个比方可以帮你更好地理解这句话：结缔组织构成的身体框架就好比一个书架，上面整齐摆放着的不是书本而是肌肉、内脏和皮肤，它们根据身体姿势有序地排列着。如果书架歪斜或者松散，书本就会东倒西歪甚至从书架里掉出来。

结缔组织有着明显别于身体其他组织的特性。在肌肉、内脏和皮肤中，组织细胞是紧密排列的，细胞挨着细胞。而结缔组织的细胞则像一个个小岛，它们被自身的产物包围着。这些小岛每一个都是一座工厂，为自己内部和周边环境生产着产品。比如，韧带和肌腱中的成纤维细胞能生产抗拉性极强的胶原纤维，而关节软骨和椎间盘中的软骨细胞能生产抗压性极强的弹性纤维。

骨盆和盆底结构中，韧带和其他结缔组织占有相当一部分比例。限于篇幅，我无法在本书中对它们进行一一阐述。本书重点介绍韧带训练的基本原则。事实上，产后盆底松弛和尿失禁的主要症结并不在于肌肉，而在于包括韧带在内的结缔组织因为被过度拉伸而变得松弛了。同样的情况也发生在臀部和腹部。

通过运动、触摸和想象，结缔组织的张力可以恢复。当某一身体组织或器官受到超过正常水平的挑战时，它就会得到锻炼。比如，我们要举起杠铃，肌肉必须做出比不负重时更多的功。所以，只要坚持规律地举重，并且所举重量足够大，肌肉力量就能逐步增强。韧带的力量也可以通过这种方式得到加强。韧带被反复绷紧或拉长，就会渐渐变厚，抗拉强度提高。这种锻炼非常重要，因为韧带的功能包括承托和维持某些器官的位置，以及引导和决定着某些器官的运动。

韧带的长度不是固定的，与身体姿势有关。比如，"O"形腿和"X"形腿的人，其膝部同一韧带的长度是不同的。基因和后天动作习惯都会影响韧带的长度。还有触摸和想象，同样能够影响韧带的长度和张力。

盆腔脏器的位置主要是由韧带维系着的。比如说膀胱，它的前面有耻骨膀胱韧带[①]（连接耻骨和膀胱）和脐正中韧带（连接膀胱和脐），侧面有膀胱外侧韧带，后面有膀胱后韧带。这些韧带也含有部分肌纤维，因为它们是肌性的膀胱壁的延续。这些韧带都能起到维系膀胱位置和牵引膀胱运动的作用。子宫主韧带能维持子宫颈的正常位置。盆腔内还有人体最强韧的韧带——骶结节韧带，它起于骶骨和尾骨的侧缘，止于坐骨结节，对于维持骶髂关节的稳定具有重要作用。如果没有这条韧带，直立时，脊柱就会从两侧髋骨之间倒向前方（参见第112页"骶结节韧带激活练习"）。

膀胱与身体姿势关联性感受练习

端正站好，将一只手放在下腹部，手指放在耻骨上。膀胱就位于耻骨后方。膀胱处于充盈状态时，用手指稍稍按压耻骨，很容易就能感觉到膀胱的存在。

---

① 男性没有耻骨膀胱韧带，而有耻骨前列腺韧带。

令头部和上半身放松地慢慢向前倾斜，你会感觉到膀胱在向前突出，盆底压力增高。

重新挺直头部和上半身，你会感觉到膀胱也被上提了。想象身体前侧腹膜在向上拉起众多内脏器官，位于脊柱前方的后侧腹膜在向下伸展。这个运动能够减轻内脏器官对盆底的压力。

回忆一下上腹部内脏器官的跷跷板练习（见第97页）。我们可以用同样的方法来提升膀胱。想象膀胱和尾骨是一个跷跷板的两端。令尾骨下降，想象膀胱在跷跷板的另一端上升。轻轻地前后摇摆骨盆进行这个运动。

然后请体会你的静态身体姿势和行走姿势发生了怎样的变化。

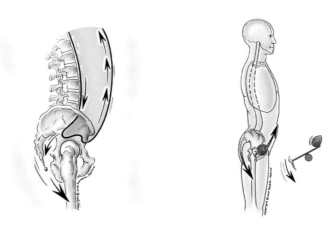

盆腔韧带想象练习

将一只手如上一练习的姿势放在耻骨部位，想象在膀胱和耻骨间有一条伸缩自如的韧带正在被激活，它的张力在渐渐增高。它会将膀胱向上提起少许，固定在靠近耻骨的地方。

将另一只手放在骶骨上，想象骶骨和坐骨结节之间的两条韧带（骶结节韧带）在渐渐绷紧，骶骨下端因此被向前抬起（骶骨后仰），肠的位置也随之提高。

将双手放在两侧髋骨上，想象子宫被盆腔内多条韧带牵拉着维持在正常位置。

肚脐抚摩练习

用手顺着脐正中韧带的走向从膀胱（即耻骨部位）向肚脐方向轻轻抚摩，到肚脐处打圈，感受肚脐与膀胱的联系。哪里有酥痒感，哪里就是脐正中韧带的止点所在处。

用手指将肚脐向上提拉，想象膀胱也因此被提拉。手指沿着身体表面继续向上抚摩，至膈的部位，至心脏的高度，继续向上到达颈部，然后绕到颈后到达颈椎。

将这只手放在脑后，另一只手放在耻骨上（耻骨后方就是膀胱）。想象着后脑悬浮在手中，体会脊柱在伸展，膀胱因此被向上牵拉。

将放在脑后的手再放回肚脐处，抚摩肚脐，然后将其向上提拉。

最后，请观想将膀胱向上吊起的三条"绳索"：前面的脐正中韧带和后面的两根输尿管（参见第105页图）。平日走路时也要时时注意感受这个三角悬吊装置。

骶结节韧带激活练习

想象有一对结实有力的韧带将骶骨两侧与两个坐骨结节连接起来。

触摸坐骨结节和骶骨，想象它们之间的连接正在变得越来越紧绷，类似于绑鞋带的感觉。

感受骶骨的后仰，腰椎因此受到来自下方的更多支持。体会骶结节韧带的绷紧是如何影响盆底的。

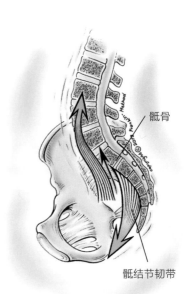

骶骨

骶结节韧带

日常盆底练习

　　坐下、起立、再坐下，这套动作是非常有效的盆底训练方法，而且在日常生活中很容易找到机会进行练习。当我们前倾上半身打算起身时，盆底肌扩张，骶骨前俯；站起来后，盆底肌收缩；再次坐下时，一直到臀部完全落在凳面上之前，盆底肌都在扩张；挺直上半身坐好后，盆底肌又小幅收缩。

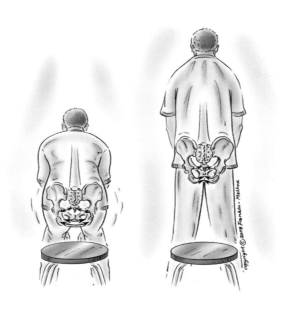

　　如果起身过程中盆底肌一直处于收缩状态，髋关节就无法正常工作，脊柱因而不得不前屈以起到代偿作用，但这是违背人体天然运动方式的。孩子们是正确运用盆底肌的大师，他们起身时会主动扩张盆底肌，使髋关节在最理想的状态下工作。（不知道这是因为尿不湿的存在，还是因为人类天生就知道该如何使用身体。）

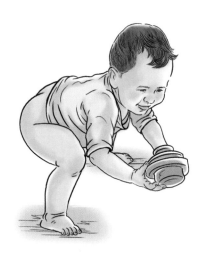

提 / 抬重物时，只有盆底肌协同工作，脊柱才能以正确的方式发挥作用。背部挺直、骶骨微微前俯时，整个背部才最不易受伤，因为这个姿势可以稳定骶髂关节。如果盆底肌弹性不足，髋关节活动性就会受限，手也就无法移动到你想要提 / 抬的重物上。这就使你必须屈曲腰椎，而这个姿势迟早会导致腰椎受损和疼痛。

坐骨结节重石想象练习

竖直坐好，让躯干的重量都落在坐骨结节上，想象它们就像两块沉重的石头一样陷入凳面。这种感觉有助于端正骨盆和脊柱的姿势。

坐骨结节悬垂想象练习

坐在凳子上，轻轻抬起右侧臀部。想象所有附着在右侧坐骨上的肌肉和韧带，其另一端都向下悬垂。摸一摸右侧坐骨结节，想象它像溶洞中的钟乳石一样正在向下滴水。不喜欢这个想象的话，还可以想象这个坐骨结节上裹了一只袜子，你需要把它脱下来。

前后摆动右侧坐骨结节，想象它是挂钟沉重的钟摆。在这个过程中，令右臂和下颌也放松下垂，并前后摆动右臂。

将右侧臀部落回凳面，比较身体两侧的感觉。你可能会感觉到，右肩和右背更为放松，右侧髋骨也更加端正。

换对侧进行同样的练习。

盆底张弛强化练习

坐在凳子上，将一个柔软的小球或者一个毛巾卷放在右侧坐骨结节下，左侧臀部悬空，盆底因此得到轻柔的拉伸。现在，盆底的肌肉和韧带都处于压力之下了，也就是说，它们必须承担更多的工作。

令悬空的左侧坐骨结节下降，直至碰到凳面。然后运用盆底的肌肉和韧带的力量将其上提。再次使悬空的左侧坐骨结节下降，此时盆底肌在进行离心收缩，内部肌丝在相背滑行。

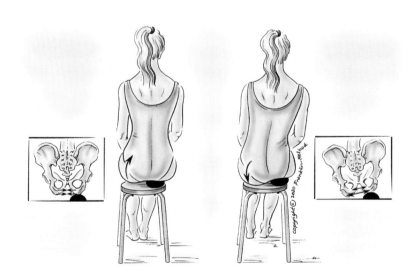

然后再次上提左侧坐骨结节，直到两坐骨结节处于同一高度。这个过程中，盆底肌进行的是向心收缩，内部肌丝在相向滑行。

现在，请激发你的想象力，用各式各样的方式来运动悬空的左侧坐骨结节，画圈、画"8"字、写自己的名字、把它当成勺子来搅合一锅假想中的汤都可以。每个人的想象偏好都不相同，你尽可以选择自己喜欢的方式。

然后运动垫着小球或毛巾卷的右侧坐骨结节。这一侧的活动性会小一些，但我们仍然可以通过坐骨结节的运动让盆底动起来。

拿走小球或毛巾卷，比较身体左右两侧的感觉。

然后进行右侧坐骨结节的悬空练习。

起立—坐下感受练习

请起立再坐下，体会这个过程中盆底的变化。上半身前倾试图站起时，盆底会扩张；站起来并挺直上身后，盆底会微微收紧；再次坐下时，先是两坐骨结节相互远离、盆底扩张，坐直后，盆底再次收紧。

请试着一边努力使两坐骨结节相互靠近一边站起来。这时由于髋关节不能充分屈曲，腰椎必须代偿性地前屈。

现在请从地上捡起一个物体（实物或假想物皆可），体会这个过程中盆底的变化。站起时，盆底扩张，髋关节运动，脊柱得以伸展。物体一旦被捡起，请主动牵拉两坐骨结节，这样能使骶骨回正，更好地承受腰椎传递来的压力。

盆底托载想象练习

起立、坐下时，如果盆底肌力量不足，膝关节就要承受更大的负荷。想着"我要伸膝、屈膝"，不如想象盆底有一股巨大的驱动力。请尝试一下。

请想象坐骨结节下方有一个升降台，屈膝时，它托载着骨盆向下运动；伸膝时，它托载着骨盆向上运动。

如需在想象中获得更多力量，可以将升降台换成喷气式发动机，它能用强大的推力向上运送骨盆。这种想象可以应用于所有上提/上抬运动。当你需要抬起一个重物时，就请使用你的"坐骨结节喷气式发动机"，以减轻背部的负担。

腰大肌流淌想象练习

在凳子上坐好，回忆腰大肌的样子，它将腰椎与股骨连接起来，并能影响盆底的状态。

起立的同时请想象腰大肌在伸长，并一直向下延伸到地面。重新坐下，想象髂肌如折扇般展开，而腰大肌继续向下流淌。这个练习可能让你感觉自己像只大猩猩，尤其是练习过程中双臂一直下垂的样子。但这是一个好迹象，说明盆底在发挥支持作用，肩膀和手臂在放松下来。

接下来再进一步地试验。将一只脚放在另一只脚前面，一边想象着腰大肌在向下流淌，一边站起身来，然后再坐下。换另一只脚在前，重复上述过程，体会有什么样的感觉。

通常来说，你会感觉到身体的某一侧更容易完成这些动作，因为我们已经习惯于用这种不平衡的方式起立。建议你站起和坐下时多使用薄弱的那一侧。

反射增强盆底力量练习

请将盆底想象成悬吊在两个髋关节之间的吊床。这个想象虽然从解剖学角度来说并不完全正确，但可以有效地帮助我们激活盆底肌。

下面我们来做一个勇敢者试验——试着在起立时用盆底将上半身托起。请将臀部挪到凳子前缘，使自己处于快要掉下去的状态，然后用盆底肌兜着自己站起来。再次坐下，再次用坐骨结节蹭到凳子前缘，然后再站起身。在这个过程中，有那么一刻，你的上半身既没有坐骨结节的支撑，也没有双腿的支撑，只有盆底在兜着。

在起身的那一刻，你的身体重心位于凳子前缘的前方，你要完全依赖于盆底的反射，也就是说，要让上半身的重量落入弹性的盆底"吊床"中，接下来的事情就会自然而然地发生——你会被盆底兜着站起来再坐下。

最后，请进行更高级别的想象：在双腿伸展的过程中髋骨小幅度地外旋，两坐骨结节相互靠近。从肌肉层面上看，这时尾骨肌和髂尾肌都发生了收缩。在伸腿的同时想象着这两个肌肉的收缩，不仅可以强化盆底肌，还能减轻脊柱和髋关节的负担。

楼阁想象练习

请想象身体内的四层"楼板"：盆底、膈、第1肋骨环和小脑幕。起立时，请感受力量在"楼层"间依次向上传递。坐下时，力量逐层向下传递。

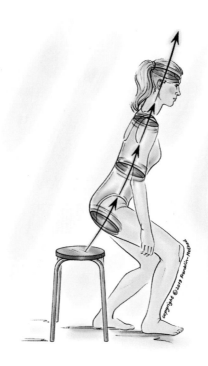

膀胱秋千练习

购物时，在你想要提起购物篮的那一刻，请在脑海中勾勒出双肾以及被输尿管悬吊着的膀胱。

想象膀胱像一个秋千板，被输尿管吊在双肾之下。当你一边从地上提起购物篮时，一边想象膀胱在轻轻地向前荡去。这样可使背肌的负担减轻，盆底也能处于良好的承托状态。

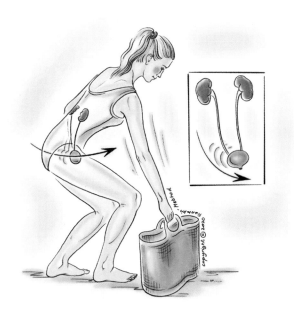

神奇坐姿练习

这个练习将给你带来全新的坐姿体验。将两个小球或一个毛巾卷放在凳子上，坐下时，使小球或毛巾卷刚好位于坐骨结节之前。坐骨结节是股后肌群的起点，股后肌群的成员可以帮助前倾的骨盆回正。

这样，坐骨结节和与之相连的整个脊柱都位于小球或毛巾卷的后方。于是，在我们没有主动拉伸脊柱的情况下，脊柱获得了拉伸效果。

在保持平衡的前提下前后摇摆骨盆，这样会使盆底同时获得拉伸和力量的增强。

大约3分钟后，拿走小球，感受一下轻松、自然而又稳定的坐姿。

这个练习适合在办公室中进行，也是休息时你与同事交流的好话题。

日常盆底想象练习

爬楼梯时，每上一级都想象着坐骨结节在发挥着强大的推力，后背会因此感到轻松，髋关节也会更灵活。想象膝部有根绳子在向上拽着。这样，爬楼梯也会变成生活中的一大乐趣。

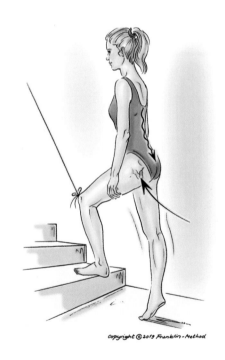

copyright © 2013 Franklin-Method

还可以想象绳子拴在盆底前侧，上楼时，绳子在向上拉着。这也能使上楼变得轻松，背部负担得到减轻。

走路时、跳跃时、慢跑时，请想象在你的坐骨结节下方有一块神奇的飞毯，它载着你轻快地飞过田野，飞过大街小巷。

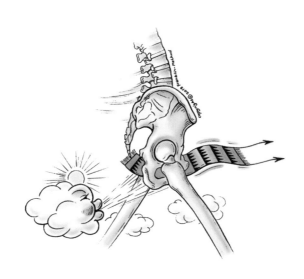

尝试各种想象画面。

在日常生活的每一天，发挥你的积极态度和丰富的想象力，你就有无数机会来锻炼盆底。

在想象的世界中尽情遨游吧！

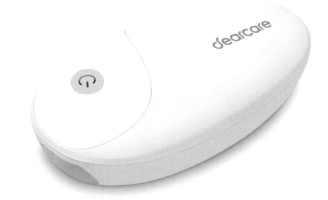